ईट सो व्हॉट!
शाकाहार की शक्ति

वजन घटाने, रोग मुक्त, दवा मुक्त, स्वस्थ लंबे जीवन के
लिए पोषण गाइड

ला फॉनसिएर

यह पुस्तक लेखक की सहमति के बाद सामग्री को त्रुटि मुक्त बनाने के लिए किए गए सभी प्रयासों के साथ प्रकाशित हुई है। हालांकि, लेखक और प्रकाशक यह नहीं मानते हैं और त्रुटियों या चूक के कारण किसी भी पार्टी को हुए नुकसान, क्षति, या व्यवधान के लिए किसी भी दायित्व से इनकार करते हैं, चाहे ऐसी त्रुटियां या चूक लापरवाही, दुर्घटना, या किसी अन्य कारण से उत्पन्न हों।

हालांकि, किसी भी गलती या चूक से बचने का हर संभव प्रयास किया गया है, लेकिन यह प्रकाशन इस शर्त पर बेचा जा रहा है कि कोई भी लेखक या प्रकाशक या मुद्रक किसी भी गलती या चूक के कारण किसी भी व्यक्ति या इस कार्य के आधार पर प्रदान या स्वीकार की गई सलाह या ली गई किसी भी कार्रवाई के लिए किसी भी तरह से उत्तरदायी नहीं होगा।

अनुक्रम

अध्याय 10

अध्याय 11

परिचय

लैक्टो शाकाहारी होने के नाते, मैं हमेशा अपने आहार में शामिल करने के लिए स्वस्थ शाकाहारी विकल्पों की तलाश करती हूँ। हर किसी का शरीर अलग होता है। अलग अलग खाद्य पदार्थ के प्रति लोगो की अलग अलग प्रतिक्रिया होती है। कुछ लोगो को नट्स से एलर्जी होती है तो किसी की प्रतिरक्षा प्रणाली प्राकृतिक रूप से कमजोर होती है। इस पुस्तक में, मैंने उन खाद्य विकल्पों को शामिल किया है जिन्हें हर कोई अपने आहार में आसानी से शामिल कर सकता है।

मैं देखती हूँ कि आये दिन कोई न कोई नया डाइट ट्रेंड करता है, जो असल में स्वस्थ आहार होने से बहुत दूर है। वे किसी स्वास्थ्य के मुद्दों के लिए एक अस्थायी समाधान दे सकते हैं चाहे वह मोटापा हों, डायबिटीज़ हों या अन्य बीमारियाँ हों, लेकिन स्वस्थ जीवन के लिए आप जो भोजन कर रहे हैं आपको उसका गहन ज्ञान होना चाहिए, जैसे कि भोजन का वास्तविक उद्देश्य क्या है और वे वास्तव में कितने पौष्टिक हैं?

ईट सो व्हॉट! शाकाहार की शक्ति में आप अपने भोजन को वैज्ञानिक और वास्तविक तरीके से समझेंगे। आप जानेंगे कि प्रत्येक पोषक तत्व क्यों महत्वपूर्ण है। कैसे सही प्रकार चुनने पर आपको पोषक तत्वों से अधिकतम स्वास्थ्य लाभ मिल सकता है। शाकाहारी होते हुए एनीमिया, विटामिन बी 12 और प्रोटीन की कमी को रोकने के क्या तरीके हैं।

जब आप अपने आहार में सही पोषक तत्वों को सही मात्रा में शामिल करते हैं, तो आपको सप्लीमेंट्स की आवश्यकता नहीं पड़ती है। इस पुस्तक के माध्यम से जानें कि कैसे आप बिना किसी मानव-निर्मित सप्लीमेंट्स के प्राकृतिक रूप से शाकाहार का पालन कर सकते हैं।

चाहे आप जन्म से ही शाकाहारी हैं या स्वास्थ्य संबंधी मुद्दों के लिए शाकाहार का पालन कर रहे हैं या आप मांसाहारी हैं, **ईट सो व्हॉट! शाकाहार की शक्ति** पुस्तक आपके लिए है।

एक रिसर्च साइंटिस्ट और रजिस्टर्ड फार्मासिस्ट होने के नाते, मैंने दवाइयों के साथ

करीब से काम किया है। अपने अनुभव के आधार पर, मैं सुझाव दूँगी कि आप दवाइयों पर अत्यधिक निर्भर न हों बल्कि स्वस्थ शाकाहारी खाद्य पदार्थ खाएँ, जो आपको कई बीमारियों से बचाने की शक्ति रखते हैं। शाकाहारी आहार आपके जीवन में मूल्यवान और स्वस्थ वर्ष जोड़ते हैं। इस पुस्तक में, मैं इस तथ्य पर प्रकाश डाल रही हूँ कि किस तरह स्वस्थ शाकाहारी आहार हमारी अधिकांश दैनिक स्वास्थ्य समस्याओं का उपाय है।

इस पुस्तक में आपको अपने स्वास्थ्य को बढ़ावा देने के साथ-साथ आपके बाहर का खाना खाने की इच्छा को पूरा करने के लिए कुछ स्वादिष्ट और स्वस्थ व्यंजन भी शामिल हैं। यह सरल और स्वस्थ व्यंजन आप आसानी से घर पर बना सकते हैं। अब आपको स्वस्थ खाने के लिए स्वाद से समझौता करने की आवश्यकता नहीं है।

ला फॉनसिएर

अध्याय 1

न्यूट्रिएंट्स क्या हैं? क्यों वे इतने महत्वपूर्ण हैं?

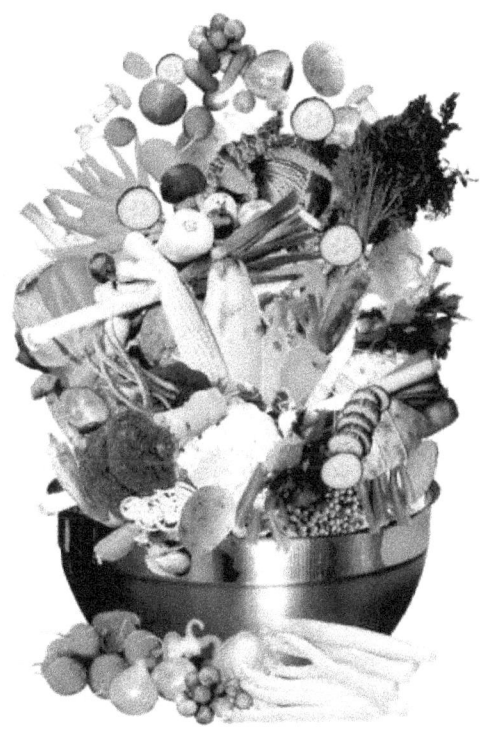

पोषक तत्व (न्यूट्रिएंट्स) यह होते हैं, पोषक तत्व वो होते हैं, फला खाना अधिक पौष्टिक होता है, फला खाना नहीं खाना चाहिए क्योंकि वो पौष्टिक नहीं है, यह सब

आपने हज़ारों बार सुना होगा। पोषण मूल्यों (न्यूट्रिशनल वैल्यू) के बारे में बहुत बातें होती हैं लेकिन सवाल यह है कि कौन से कारक तय करते हैं कि कौन सा खाद्य पदार्थ अधिक पौष्टिक है और कौन सा नहीं? भोजन को क्या पौष्टिक बनाता है?

उत्तर है, किसी भोजन में मौजूद पोषक तत्वों की मात्रा इनका पोषण मूल्य तय करतीं हैं। अब सवाल यह उठता है कि पोषक तत्व क्या हैं? इस अध्याय में पोषक तत्वों के बारे में आपके सभी सवालों के जवाब मिलेंगे। तो आइये शुरू करते हैं।

पोषक तत्व (न्यूट्रिएंट्स) क्या हैं?

न्यूट्रिएंट्स भोजन में मौजूद वो पदार्थ हैं जो हमारे जीवन के लिए आवश्यक हैं। ये शरीर को ऊर्जा प्रदान करते हैं, शरीर की मरम्मत और विकास करते हैं, रासायनिक प्रक्रियाओं को रेगुलेट करते हैं और समग्र स्वास्थ्य के रखरखाव के लिए आवश्यक हैं।

मैंने नीचे चित्र में सभी न्यूट्रिएंट्स के बारे में संक्षेप में बताया है। हम इस अध्याय में सभी न्यूट्रिएंट्स को एक-एक करके विस्तार से समझेंगे।

न्यूट्रिएंट्स

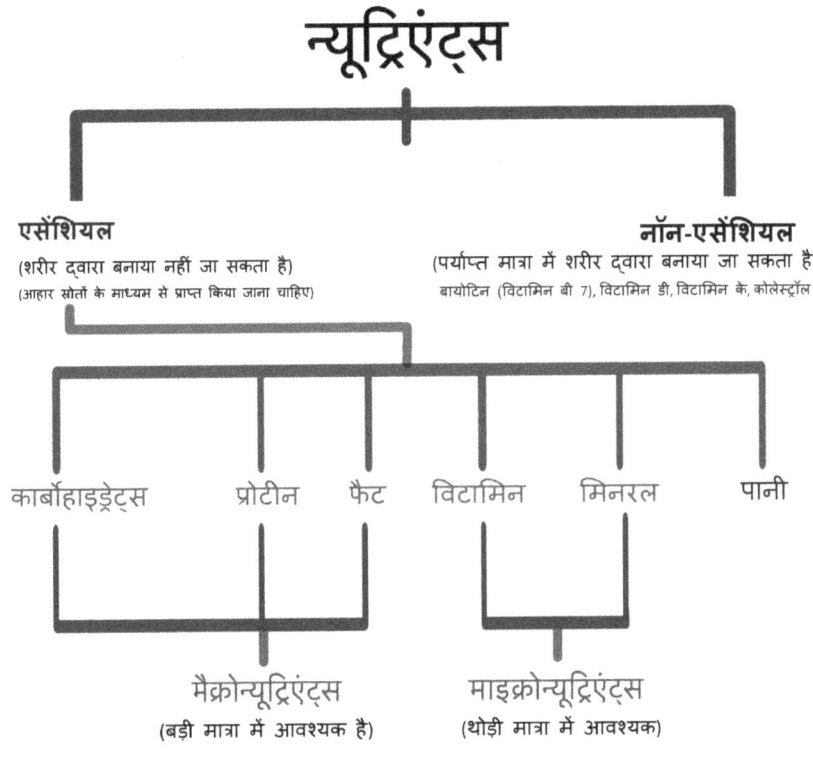

एसेंशियल
(शरीर द्वारा बनाया नहीं जा सकता है)
(आहार स्रोतों के माध्यम से प्राप्त किया जाना चाहिए)

नॉन-एसेंशियल
(पर्याप्त मात्रा में शरीर द्वारा बनाया जा सकता है)
बायोटिन (विटामिन बी 7), विटामिन डी, विटामिन के, कोलेस्ट्रॉल

कार्बोहाइड्रेट्स   प्रोटीन   फैट   विटामिन   मिनरल   पानी

मैक्रोन्यूट्रिएंट्स
(बड़ी मात्रा में आवश्यक है)

माइक्रोन्यूट्रिएंट्स
(थोड़ी मात्रा में आवश्यक)

©LaFonceur

न्यूट्रिएंट्स के प्रकार:

न्यूट्रिएंट्स को 2 भागों में बांटा गया है:

एसेंशियल न्यूट्रिएंट्स

नॉन-एसेंशियल न्यूट्रिएंट्स

एसेंशियल न्यूट्रिएंट्स

एसेंशियल न्यूट्रिएंट्स शरीर के सामान्य कामकाज के लिए आवश्यक हैं, इन्हें या तो शरीर खुद नहीं बना सकता है या तो अपर्याप्त मात्रा में बनाता है, जिस कारण इन्हें भोजन से ही प्राप्त करना पड़ता है।

मैक्रोन्यूट्रिएंट्स

माइक्रोन्यूट्रिएंट्स

मैक्रोन्यूट्रिएंट्स

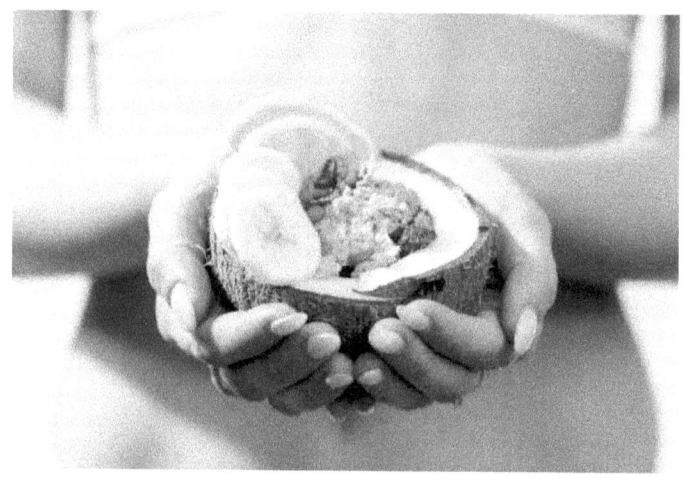

मैक्रोन्यूट्रिएंट्स वो मुख्य न्यूट्रिएंट्स हैं जो हमारे द्वारा खाए जाने वाले खाद्य पदार्थों को बनाते हैं। शरीर को अपेक्षाकृत इन न्यूट्रिएंट्स की बड़ी मात्रा में आवश्यकता विकसित, मरम्मत और रिप्रोड्यूस करने के लिए होती है। वे हमें ऊर्जा प्रदान करते हैं।

तीन मुख्य मैक्रोन्यूट्रिएंट्स - कार्बोहाइड्रेट्स, प्रोटीन और फैट के साथ पानी चौथा बोनस मैक्रोन्यूट्रिएंट है। इन सभी तीन मैक्रोन्यूट्रिएंट्स के शरीर में अपने अपने कार्य हैं। लगभग हर खाद्य पदार्थ में तीनो मैक्रोन्यूट्रिएंट्स होते हैं लेकिन खाद्य पदार्थ को इसमें मौजूद मैक्रोन्यूट्रिएंट के उच्चतम प्रतिशत के आधार पर वर्गीकृत किया जाता है। उदाहरण के लिए, नारियल में 50% फैट, 10% कार्बोहाइड्रेट और 6% प्रोटीन होता है, तो इसे फैट के रूप में वर्गीकृत किया गया है, जबकि केले में 80%

कार्बोहाइड्रेट होता है और केवल थोड़ी मात्रा में प्रोटीन और फैट होता है, इसलिए यह कार्बोहाइड्रेट के रूप में क्लासिफाइड है।

1. कार्बोहाइड्रेट्स

कार्बोहाइड्रेट्स के परिभाषा के अनुसार, इसको एसेंशियल मैक्रोन्यूट्रिएंट्स के रूप में सूचीबद्ध नहीं किया जा सकता है क्योंकि शरीर अपने आप ही कार्बोहाइड्रेट्स को बना सकता है। चूंकि अधिकांश ऊर्जा कार्बोहाइड्रेट्स से प्राप्त करने की सलाह दी जाती है, इसलिए ये शरीर के सामान्य कामकाज के लिए अपेक्षाकृत बड़ी मात्रा में आवश्यक हैं और इन्हें भोजन के माध्यम से प्राप्त किया जाना चाहिए। यह एक स्वस्थ न्यूट्रिएंट है।

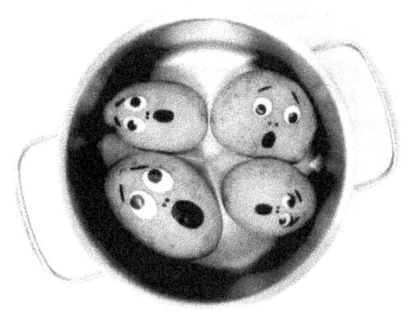

कार्बोहाइड्रेट्स में ग्लूकोज की छोटी श्रृंखलाएँ होती हैं। हमारे मुँह में मौजूद एमिलेज एंजाइम कार्बोहाइड्रेट्स को ग्लूकोज में तोड़ देता है ताकि हमारा शरीर ग्लूकोज को प्राथमिक ऊर्जा स्रोत के रूप में उपयोग कर सके। आपके आहार में लगभग 50-65% कार्बोहाइड्रेट्स होना चाहिए। मस्तिष्क तक ऊर्जा पहुँचाने में कार्बोहाइड्रेट्स महत्वपूर्ण हैं, इसके अलावा कार्बोहाइड्रेट्स विकास, पाचन में सुधार, इम्यून सिस्टम की मजबूती और रक्त के थक्के रोकने में महत्वपूर्ण भूमिका निभाते हैं।

2. प्रोटीन

प्रोटीन एसेंशियल मैक्रोन्यूट्रिएंट है जिसमें अमीनो एसिड की एक या एक से अधिक लंबी श्रृंखला होती है। यह सभी जीवित जीवों के लिए आवश्यक है, विशेष रूप से

शरीर के टिश्यूज़ जैसे कि मांसपेशिया, बाल, हड्डियों, और नाखुनो के लिए। 20 अमीनो एसिड्स में से नौ अमीनो एसिड्स एसेंशियल होते हैं मतलब ये वो नौ अमीनो एसिड्स हैं जिन्हें शरीर द्वारा बनाया नहीं किया जा सकता है और इन्हें भोजन से प्राप्त करना होता है।

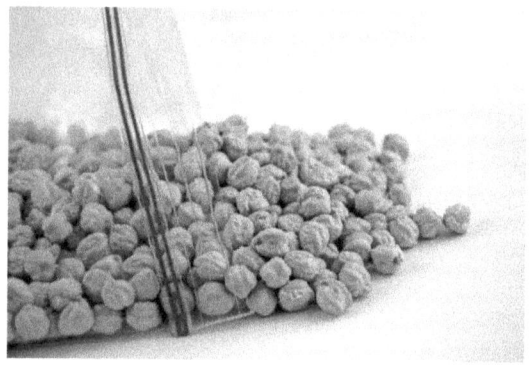

एसेंशियल प्रोटीन:

- हिस्टडीन
- ल्यूसीन
- मेथाइओओनीन
- थ्रिओनीन
- वेलाइन

- आइसोल्यूसीन
- लाइसिन
- फिनाइलएल
- ट्रीप्टोफेंन

3. वसा (फैट)

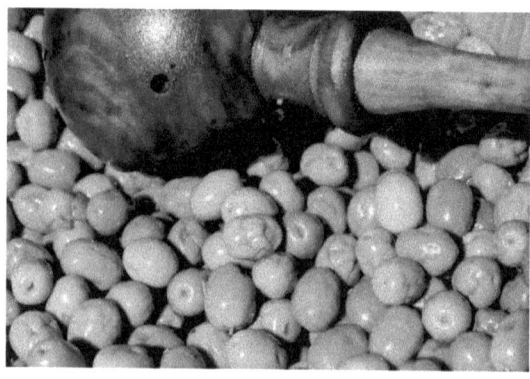

फैट एक एसेंशियल न्यूट्रिएंट है जो विटामिन ए, डी, ई, और के जैसे फैट में घुलनशील विटामिन के अब्सॉर्प्शन को बढ़ाता है और आंतरिक अंगों की रक्षा करने में मदद करता है।

एसेंशियल फैटी एसिड्स:

- अल्फा-लिनोलेनिक एसिड (ओमेगा-3 फैटी एसिड)
- लिनोलिक एसिड (ओमेगा-6 फैटी एसिड)

माइक्रोन्यूट्रिएंट्स

माइक्रोन्यूट्रिएंट्स की शरीर में कम मात्रा में आवश्यकता होती है लेकिन ये शरीर के सामान्य कामकाज के लिए मैक्रोन्यूट्रिएंट्स जितने ही महत्वपूर्ण होते हैं। माइक्रोन्यूट्रिएंट्स मेटाबोलिज्म को दुरुस्त रखते हैं और शरीर के उचित वृद्धि और विकास के लिए आवश्यक हार्मोन, एंजाइम और अन्य पदार्थों के उत्पादन करने में मदद करते हैं।

माइक्रोन्यूट्रिएंट्स के प्रकार

विटामिन

मिनरल (खनिज)

विटामिन

विटामिन आर्गेनिक कम्पाऊंड हैं। वे आमतौर पर विभिन्न प्रोटीनों के लिए कोएंजाइम या कोफ़ैक्टर्स के रूप में कार्य करते हैं जो शरीर में कई रासायनिक प्रतिक्रियाओं का हिस्सा होते हैं। स्वस्थ त्वचा, दांत, म्यूकस मेम्ब्रेन और आँख के लिए विटामिन ए महत्वपूर्ण है, इम्युनिटी के लिए विटामिन सी महत्वपूर्ण है,

कैल्शियम को अब्सॉर्ब करने के लिए और हड्डियों के विकास और हृदय स्वास्थ्य को बढ़ावा देने के लिए विटामिन डी महत्वपूर्ण है और विटामिन बी 6 लाल रक्त कोशिकाओं को बनाने और मस्तिष्क के कार्य को स्वस्थ बनाए रखने में मदद करता है, इसलिए विटामिन का सेवन बहुत आवशयक है।

मनुष्य को अपने आहार में तेरह तरह के विटामिन की आवश्यकता होती है क्यों कि वे शरीर द्वारा बनाये नहीं जा सकते हैं। विटामिन को पानी में घुलनशील (विटामिन बी कॉम्प्लेक्स और विटामिन सी) या फैट में घुलनशील (ए, डी, ई, और के) के रूप में क्लासिफाई किया गया है। पानी में घुलनशील विटामिन पानी में घुल जाते हैं और शरीर से आसानी से बाहर निकल जाते हैं। यही कारण है कि पानी में घुलनशील विटामिन के लगातार सेवन की आवश्यकता होती है। फैट में घुलनशील विटामिन को आंतों के मार्ग के माध्यम से अब्सॉर्ब होने के लिए शरीर में फैट के उपस्थिति की आवश्यकता होती है।

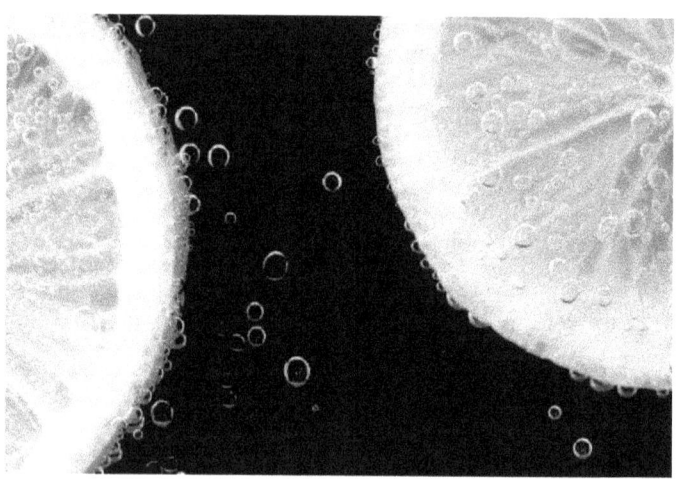

एसेंशियल विटामिन:

फैट में घुलनशील विटामिन:

- विटामिन ए
- विटामिन डी

- विटामिन ई
- विटामिन के

पानी में घुलनशील विटामिन:

- विटामिन बी कॉम्प्लेक्स
    - थायमिन (विटामिन बी 1)
    - राइबोफ्लेविन (विटामिन बी 2)
    - नियासिन (विटामिन बी 3)
    - पैंटोथेनिक एसिड (विटामिन बी 5)
    - पाइरोक्सिडीन (विटामिन बी 6)
    - बायोटिन (विटामिन बी 7)
    - फोलेट (विटामिन बी 9)
    - कोबालमिन (विटामिन बी 12)
- विटामिन सी

विटामिन डी और विटामिन बी 7 को शरीर द्वारा बनाया जा सकता है लेकिन अपर्याप्त मात्रा में।

मिनरल (खनिज)

मिनरल (खनिज) इनऑर्गेनिक होते हैं और अपनी रासायनिक संरचना को बनाए रखते हैं। मिनरल मुख्य रूप से मेटाबोलिज्म के लिए आवश्यक हैं, इसके अलावा ये स्वस्थ हड्डियों के लिए महत्वपूर्ण हैं, मांसपेशियों में संकुचन, फ्लूइड बैलेंस और शरीर में नर्व ट्रांसमिशन के लिए आवश्यक हैं।

एसेंशियल मिनरल:
प्रमुख मिनरल

- कैल्शियम
- सोडियम
- पोटैशियम

- मैग्नीशियम
- फास्फोरस

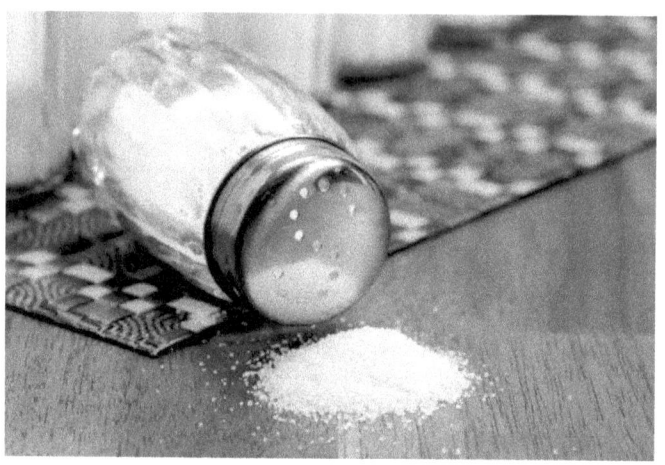

ट्रेस मिनरल:

- आयोडीन
- जिंक
- क्लोरीन
- मैंगनीज
- मॉलिब्डेनम

- आयरन
- कॉपर
- सल्फर
- कोबाल्ट
- सेलेनियम

नॉन-एसेंशियल न्यूट्रिएंट्स

नॉन-एसेंशियल न्यूट्रिएंट्स को या तो शरीर पर्याप्त मात्रा में बना सकता है या इन्हें भोजन के अलावा अन्य स्रोतों से भी प्राप्त किया जा सकता है।

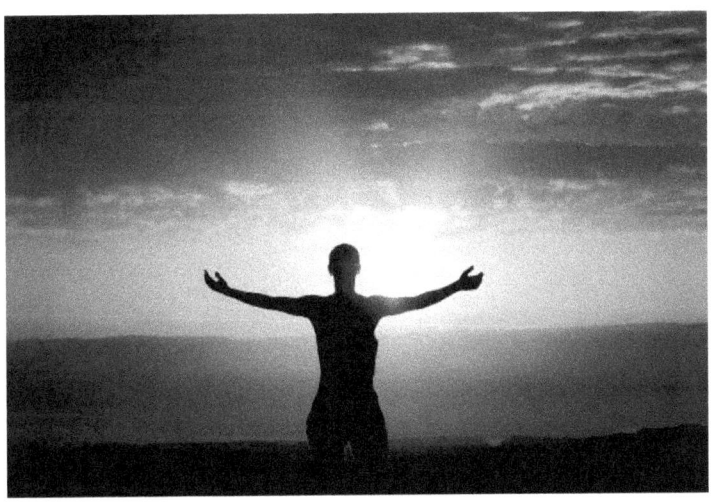

नॉन-एसेंशियल न्यूट्रिएंट्स के कुछ उदाहरण:

* **बायोटिन या विटामिन बी 7** गैस्ट्रोइंटेस्टाइनल बैक्टीरिया (पेट के बैक्टीरिया) द्वारा निर्मित होता है।
* **विटामिन के** कोलोन में मौजूद आंतों के बैक्टीरिया द्वारा निर्मित होता है।
* त्वचा के धूप के संपर्क में आने पर शरीर द्वारा **विटामिन डी** का उत्पादन होता है।
* कोलेस्ट्रॉल अच्छी मात्रा में लिवर द्वारा निर्मित होता है, यही कारण है कि आपको अपने आहार से अतिरिक्त कोलेस्ट्रॉल लेने की आवश्यकता नहीं है।

अध्याय 2

शाकाहारी होने के शीर्ष 10 स्वास्थ्य लाभ

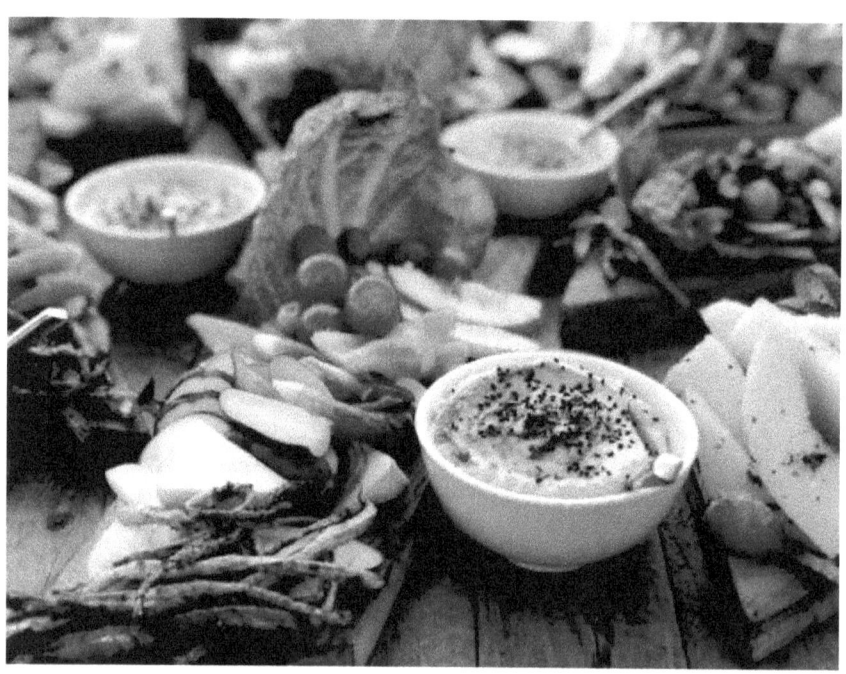

वेजेटेरियनिस्म (शाकाहार) क्या है?

शाकाहार में लाल मांस, मछली या अन्य समुद्री भोजन, पोल्ट्री, पशु मांस या पशु

वध के उत्पादों सहित पशुओं के उत्पादों के सेवन से परहेज किया जाता है। एक शाकाहारी आहार में अनाज, फल, सब्जियाँ, दालें, और मेवों के साथ दूध उत्पादों और अंडों का उपयोग या बिना उपयोग शामिल है।

शाकाहारी विभिन्न प्रकार के होते हैं:

लैक्टो-शाकाहारी पशु उत्पाद और अंडे नहीं खाते हैं लेकिन दूध और दूध से बने उत्पादों का सेवन करते हैं।

लैक्टो-ओवो-शाकाहारी पशु उत्पादों को नहीं खाते हैं लेकिन दूध और अंडों दोनों का सेवन करते हैं।

जैन शाकाहार पशु के उत्पाद, अंडे या कोई भी खाद्य पदार्थ जो भूमि के निचे पैदा होते है जैसे आलू, प्याज और लहसुन का सेवन नहीं करते हैं, लेकिन दूध और दूध से बने उत्पादों का सेवन करते हैं।

बौद्ध शाकाहारी पशु उत्पादों और आलियम परिवार की सब्जियाँ जिसमें प्याज और लहसुन की विशिष्ट खुशबू होती हैं(जैसे प्याज, लहसुन, चिव्स, हरे प्याज, लीक्स या शेलोट्स) का सेवन नहीं करते हैं लेकिन दूध का सेवन करते हैं।

वेगन पशु से प्राप्त किसी भी उत्पाद - मांस, मछली, दूध, दूध से बनी चीज़े या अंडे का सेवन नहीं करते हैं।

नीचे शाकाहारी होने के शीर्ष 10 स्वास्थ्य लाभ दिए गए हैं:

1. एजिंग प्रक्रिया धीमी होती है, जीवनकाल बढ़ता है

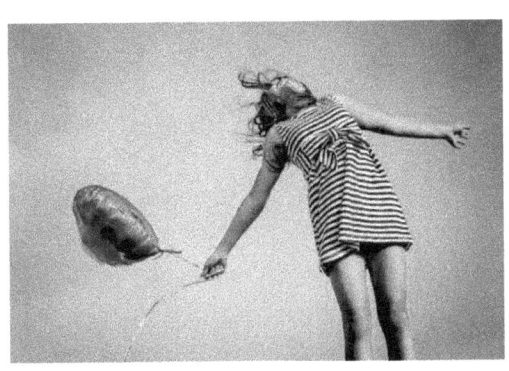

शाकाहारी आर्गेनिक प्लांट बेस्ड आहार मुख्य रूप से विटामिन, मिनरल, एंटीऑक्सिडेंट, फाइटोन्यूट्रिएंट्स और फाइबर से भरपूर होता है। ये न्यूट्रिएंट्स इम्यून सिस्टम को मजबूत करते हैं और शरीर से टॉक्सिन को

बाहर निकालते हैं, साथ ही, शरीर में रासायनिक निर्माण को रोकते हैं जिससे बुढ़ापे की प्रक्रिया धीमी हो जाती है।

इसके अतिरिक्त, शाकाहारी आहार कई पुरानी बीमारियों को रोक सकता है और आपको स्वस्थ और लंबा जीवन प्रदान कर सकता है।

2. कम टॉक्सिसिटी

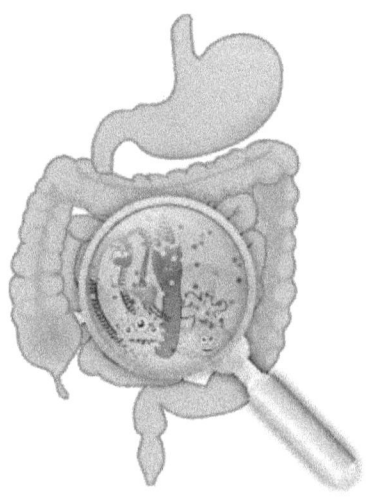

कीटनाशक, एंटीबायोटिक्स, और हार्मोन जैसे विषाक्त पदार्थ फैट में घुलनशील होते हैं और वे जानवरों के फैटयुक्त मांस में जमा हो जाते हैं। नॉन-वेजिटेरियन खाद्य पदार्थ विषाणुओं और परजीवियों जैसे टॉक्सोप्लाज्मोसिस परजीवी, त्रिचिनेला स्पाइरैलिस, साल्मोनेला, और अन्य कीड़े को शरण देते हैं। आर्गेनिक प्लांट बेस्ड खाद्य पदार्थों की तुलना में मांस, समुद्री भोजन और पोल्ट्री में खाद्य जनित बीमारियाँ, बैक्टीरिया और रासायनिक विषाक्त पदार्थ अधिक पाए जाते हैं।

3. मेटाबोलिज्म में सुधार होता है

फाइबर उचित पाचन के लिए आवश्यक है, और फलों और सब्जियों में फाइबर की मात्रा ज्यादा होती है। शाकाहारी भोजन पचाने में आसान होता है और मेटाबोलिज्म को अच्छी स्थिति में रखते हुए शरीर से विषाक्त पदार्थों और अन्य

रसायनों को तेजी से बाहर निकालने में मदद करता है। शाकाहारियों में (आरएमआर)रेस्टिंग मेटाबोलिक रेट (मतलब कुल कैलोरी जलने की संख्या जब आपका शरीर पूरी तरह से आराम में हो) मांस खाने वाले लोगो की तुलना में अधिक होता है, जिसका अर्थ है कि शाकाहारी लोग तेजी से फैट को जलाते हैं।

4. स्वस्थ वजन बने रहता है

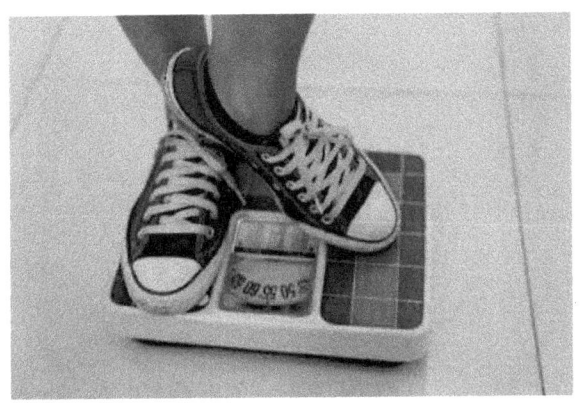

आमतौर पर, शाकाहारियों का वजन कम होता है। मांस खाने वालों की तुलना में शाकाहारियों में कम बॉडी मास इंडेक्स (शरीर में फैट का एक माप) होता है। ऐसा इसलिए हो सकता है क्योंकि एक शाकाहारी भोजन में आमतौर पर कम कैलोरी और उच्च फाइबर युक्त फल, सब्जियाँ, अनाज, फलियाँ और मेवे शामिल होते हैं। यह ज्यादा देर तक पेट भरे रहने का अहसास कराते हैं। यही मुख्य कारण है कि आज अधिक से अधिक लोग अपने जीवन में शाकाहार को अपना रहे हैं।

5. डायबिटीज़ का खतरा कम रहता है

एक अध्ययन के अनुसार, मांसाहारियों में डायबिटीज़ या डायबिटीज़ का खतरा शाकाहारियों की तुलना में लगभग दोगुना होता है। शाकाहारी आहार डायबिटीज़ के खिलाफ अधिक सुरक्षा प्रदान करता है। स्वस्थ शाकाहारी आहार को अब्सॉर्ब करना आसान होता है, इसमें कम फैटी एसिड होते हैं और यह पौष्टिक होता है। शाकाहारी आहार को टाइप-2 डायबिटीज़ वाले लोगों के लिए फायदेमंद माना

गया है, क्यों कि टाइप-2 डायबिटीज़ में वजन कम करना अक्सर डायबिटीज़ की स्थिति को नियंत्रित करने का सबसे प्रभावी तरीका होता है।

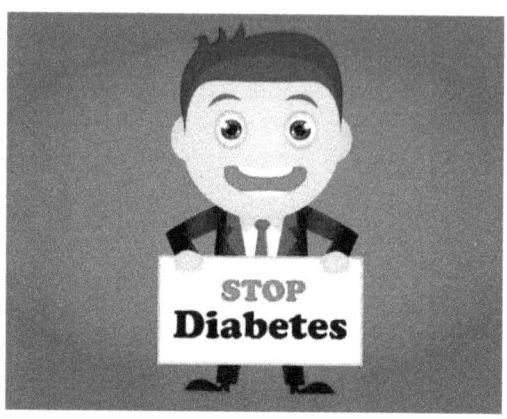

नोट: डायबिटीज़ से बचाव और इसके नियंत्रण के लिए "बीमारी से बचने और इन्हें नियंत्रित करने के लिए खाएँ" किताब पढ़े।

6. मोतियाबिंद का कम ख़तरा होता है

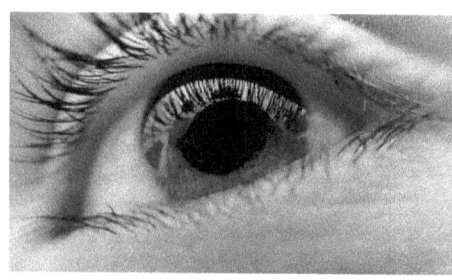

हालांकि इसकी पुष्टि नहीं की जा सकती है कि मांस खाने से मोतियाबिंद का विकास होता है, लेकिन कई अध्ययनों से पता चला है कि मांस की खपत को कम करना मोतियाबिंद के जोखिम को कम करता है। शोधकर्ताओं का सुझाव है कि शाकाहारियों की समग्र जीवनशैली मोतियाबिंद के जोखिम को कम करती है।

7. कैंसर का खतरा कम होता है

रेड मीट और प्रोसेस्ड मीट की खपत का सीधा संबंध कोलोरेक्टल कैंसर के खतरे में वृद्धि से है। इस बात के प्रमाण हैं कि शाकाहारियों में नियमित रूप से मांस का

सेवन करने वालों की तुलना में कैंसर की दर काफी कम होती है। शाकाहारी भोजन में ऐसे फल और सब्जियाँ शामिल हैं जिनमें एंटीऑक्सिडेंट की मात्रा उच्च होती है और ये ऐंटीआक्सिडंट आपको कैंसर से बचाते हैं। शाकाहार को चुनने का एक और बड़ा कारण कैंसर के अपने जोखिम को कम करना है।

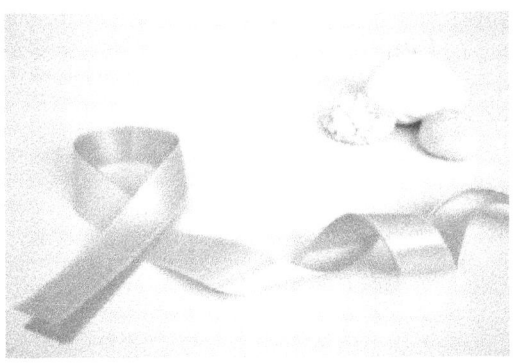

8. हृदय रोग के जोखिम कम होते हैं

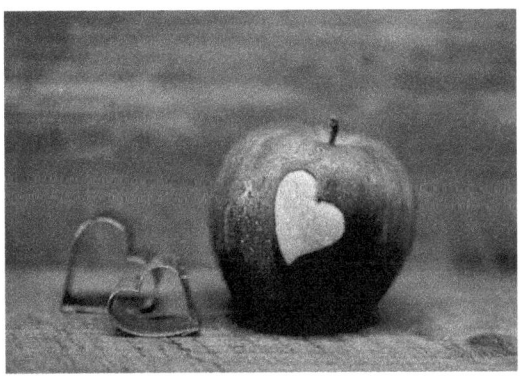

शाकाहारी आहार फाइबर, एंटी-ऑक्सीडेंट और फाइटोन्यूट्रिएंट्स से भरपूर होते हैं, जो ऑक्सीडेटिव तनाव और इंफ्लेमेशन को कम करने के लिए जाने जाते हैं। इससे हृदय रोग के जोखिम को कम करने में काफी मदद मिलती है। इसके अलावा, मांसाहारी आहार (जिनमें अक्सर कोलेस्ट्रॉल, फैट और पर्यावरण प्रदूषक अधिक होते हैं) की तुलना में शाकाहारी आहार में संतृप्त फैट और कोलेस्ट्रॉल कम होता

है। शाकाहारियों को मांसाहारियों की तुलना में हृदय रोग से मृत्यु का 40 प्रतिशत कम जोखिम होता है।

9. अधिक ऊर्जा रहती है

शाकाहारी अधिक ऊर्जावान और खुश रहने की प्रवृत्ति रखते हैं। मांस आधारित आहार अक्सर फैट और प्रोटीन में उच्च होता है, जिससे उन्हें पचाने में मुश्किल होती है, जबकि शाकाहारियों में साबुत अनाज के रूप में काम्प्लेक्स कार्बोहाइड्रेट की अधिक खपत होती है। काम्प्लेक्स कार्बोहाइड्रेट आसानी से पचते हैं और तुरंत ऊर्जा देते हैं। कार्बोहाइड्रेट सेरोटोनिन के स्तर को बढ़ाते हैं, जो मूड-बूस्टिंग न्यूरोट्रांसमीटर है, इसे खुशी का हार्मोन भी कहा जाता है। मस्तिष्क के सेरोटोनिन स्तर बढ़ने से आप पूरे दिन खुश रहते हैं।

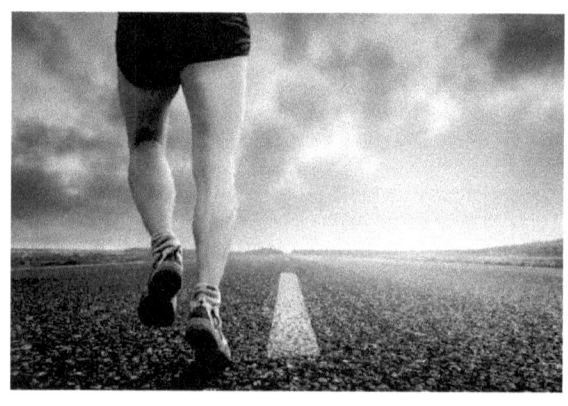

10. कोलेस्ट्रॉल का स्तर कम रहता है

शाकाहारी भोजन में कोलेस्ट्रॉल बहुत कम होता है जबकि पशु उत्पादों में कोलेस्ट्रॉल बहुत अधिक होता है। कम घनत्व वाले लिपोप्रोटीन (एलडीएल) कोलेस्ट्रॉल (खराब कोलेस्ट्रॉल) के उच्च स्तर को कोरोनरी हृदय रोग (सीएचडी) के बढ़ते जोखिम के साथ जोड़ा गया है।

शाकाहारी भोजन कम कोलेस्ट्रॉल के स्तर के साथ जुड़ा हुआ है। इसका कारण यह है कि शाकाहारियों में संतृप्त फैट का सेवन कम होता है, और फल, सब्जियाँ,

साबुत अनाज, फलियाँ, और नट्स और सीड्ज़ जैसे आर्गेनिक पौधों पर आधारित खाद्य पदार्थों का सेवन ज्यादा होता है, जो प्राकृतिक रूप से घुलनशील फाइबर, सोया प्रोटीन, स्टेरॉल्स से भरपूर होते हैं। यह सही है कि कोलेस्ट्रॉल प्रत्येक मानव कोशिका का एक आवश्यक घटक है, लेकिन कोलेस्ट्रॉल को किसी बाहरी स्रोत से लेने की कोई आवश्यकता नहीं होती है क्योंकि जरुरत के हिसाब से शरीर खुद शाकाहारी खाद्य पदार्थों से कोलेस्ट्रॉल बना सकता है।

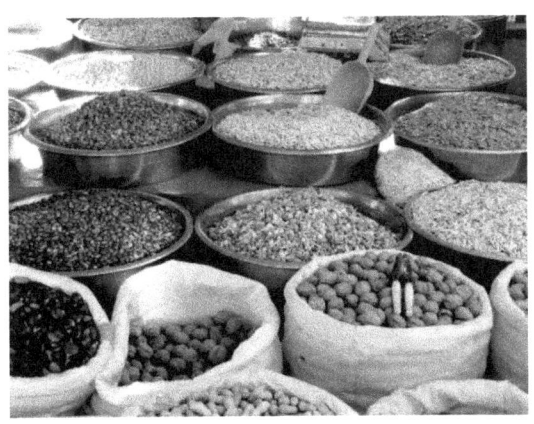

निष्कर्ष

स्वस्थ आर्गेनिक शाकाहारी भोजन के साथ, कई कारक हैं जो एक स्वस्थ और लंबे जीवन काल के लिए जरुरी हैं, कुछ अन्य जीवनशैली जिन पर पर ध्यान देने की आवश्यकता है वो हैं धूम्रपान और शराब पीना छोड़ना। शाकाहारी भोजन पर होने का यह मतलब नहीं है कि आप कम हेल्थी भोजन के विकल्प को चुने जैसे रिफाइंड अनाज, जो हृदय रोग के जोखिम को बढ़ा सकता है। आपको उन प्लांट बेस्ड आहार का पालन करना चाहिए जिसमें फाइबर, साबुत अनाज, सब्जियाँ, फलियाँ, और नट्स और सीड्ज़ की मात्रा उच्च हो और फैट की मात्रा कम हो।

अध्याय 3

इन 10 कारणों से आपको प्रतिदिन अधिक प्रोटीन खाना चाहिए

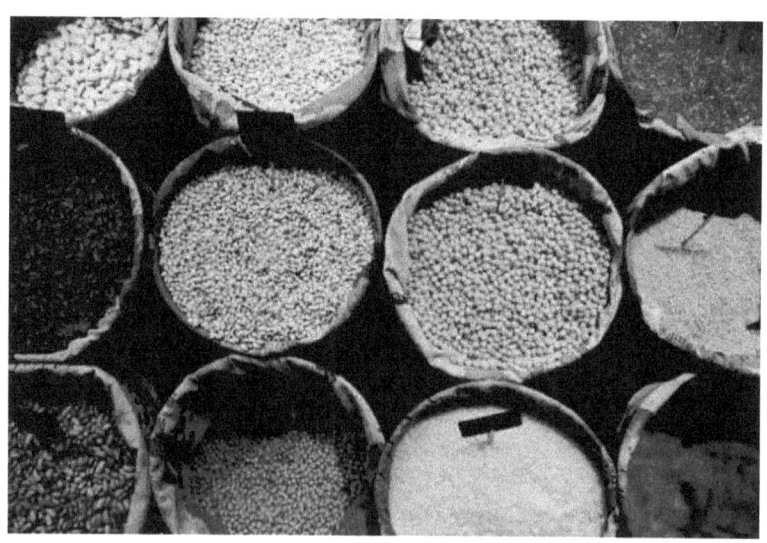

प्रोटीन क्या है?

प्रोटीन आवश्यक मैक्रोन्यूट्रिएंट है, जिसमें अमीनो एसिड की एक या एक से अधिक लंबी श्रृंखला होती है। प्रोटीन सभी जीवित जीवों के लिए आवश्यक है, विशेष रूप

से शरीर के टिश्यूज़ के निर्माण खंडों के रूप में जैसे मांसपेशियां, बाल, हड्डी और नाखून।

डेली रेकमेंडेड प्रोटीन की मात्रा

रेकमेंडेड डाइटरी अलाउंस (आरडीए) पोषक तत्व के दैनिक सेवन का स्तर है जो आपकी बुनियादी पोषण आवश्यकताओं को पूरा करने के लिए पर्याप्त माना जाता है। प्रोटीन का आरडीए शरीर के वजन के प्रति किलोग्राम 0.8 ग्राम है।

19-70 वर्ष की आयु के पुरुषों और महिलाओं के लिए आरडीए नीचे दिया गया है:

पुरुष: 56 ग्राम / दिन

महिला: 46 ग्राम / दिन

नीचे 10 कारण दिए गए हैं कि क्यों आपको प्रतिदिन अधिक प्रोटीन खाना चाहिए:

1. एंटी एजिंग

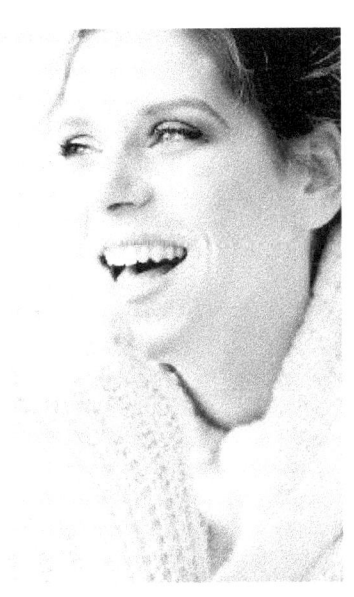

झुर्रियाँ, मुख्य रूप से सूरज की क्षति और कोलेजन और इलास्टिन प्रोटीन के नुकसान के कारण होती हैं। जैसे-जैसे हम बड़े होते हैं, हमारे शरीर में मांसपेशियों की कमी होती है। अपने मांसपेशियों को बेहतर बनाने और अपने शरीर को स्वस्थ रखने के लिए सबसे आसान तरीकों में से एक प्रोटीन युक्त आहार का पालन करना है, जो त्वचा को स्वस्थ और पोषित करता है। व्हे प्रोटीन के एमिनो एसिड एंटी-एजिंग पोषण के लिए अच्छे होते हैं, ये त्वचा को दुरुस्त और पोषण देते हैं और उम्र बढ़ने के संकेत को रोकते हैं।

2. इंजरी की तेजी से रिकवरी

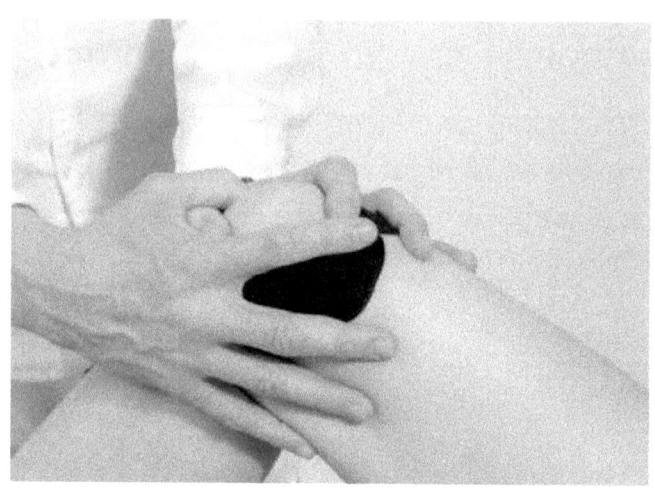

प्रोटीन शरीर के टिश्यूज़ का एक महत्वपूर्ण निर्माण खंड है। घायल होने के बाद शरीर की मरम्मत में प्रोटीन मदद करता है। यह रिकवरी प्रक्रिया को गति देता है। प्रोटीन पच के अमीनो एसिड में परिवर्तित होता है जो क्षतिग्रस्त मांसपेशियों की मरम्मत के लिए आवश्यक है। शरीर के उपचार को बढ़ावा देने के लिए अमीनो एसिड की एक स्थिर धारा की आवश्यकता होती है। प्रोटीन मांसपेशियों के पुनर्निर्माण में मदद करता है। इंजरी के बाद शरीर को अतिरिक्त प्रोटीन की जरूरत होती है। प्रोटीन से भरपूर आहार शरीर को नए कोलेजन और इलास्टिन का उत्पादन करने में मदद करते हैं ताकि टेंडन्स और लिगामेंट्स को मजबूत रखा जा सके।

3. मांसपेशियों को बढ़ाता है

प्रोटीन मांसपेशियों का निर्माण खंड है। प्रोटीन का पर्याप्त मात्रा में सेवन मांसपेशियों की वृद्धि को बढ़ावा देता है और मांसपेशियों के स्वास्थय को बनाए रखने में मदद करता है। मांसपेशियों को बढ़ाने के लिए व्यक्ति को उच्च प्रोटीन युक्त आहार के साथ-साथ व्यायाम करना चाहिए। इसके अलावा, पूरे दिन प्रोटीन की निरंतर आपूर्ति मांसपेशी विकास के लिए आवश्यक है।

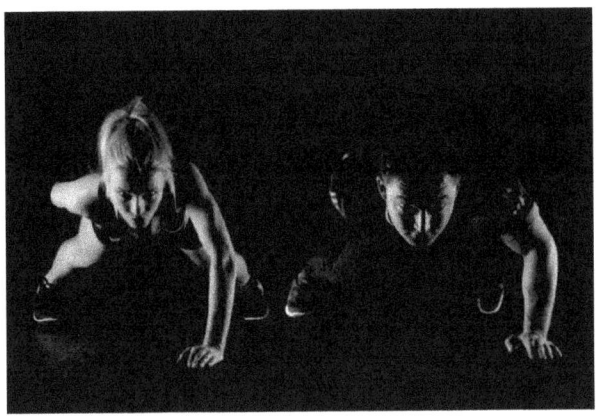

4. स्वस्थ त्वचा

प्रोटीन त्वचा के टिश्यूज़ का बिल्डिंग ब्लॉक है। यह त्वचा के सामान्य स्वास्थ्य और इसकी मरम्मत करने की क्षमता के लिए बहुत जरुरी है। शरीर के निरंतर पुनर्निर्माण कार्य के लिए प्रोटीन अमीनो एसिड्स में टूट जाता है। अमीनो एसिड्स कोलेजन का निर्माण करने में मदद करते हैं और त्वचा में चिकनाई देने वाले सेरामाइड बनाते हैं जिससे त्वचा स्वस्थ रहती है। प्रोटीन सूर्य और धूल मट्टी द्वारा किए गए त्वचा-नुकसान की मरम्मत भी करता है।

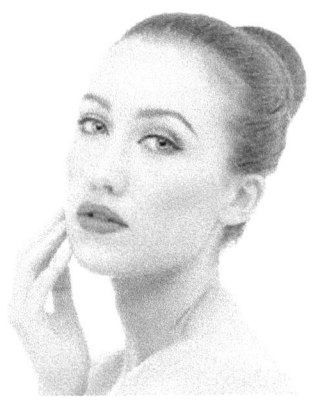

5. भूख कम लगती है, तृप्ति बढ़ती है

प्रोटीन आपको कम भोजन में अधिक समय तक भरे रहने का अहसास कराता है।

उच्च-प्रोटीन आहार खाने से भूख को दबाने वाले हार्मोन पेप्टाइड के रिलीज़ को बढ़ावा मिलता है। इससे आपको फ़ूड क्रेविंग नहीं होती है, और आपकी भूख नियंत्रित रहती है। प्रोटीन भूख बढ़ाने वाले हार्मोन घ्रेलिन के स्तर को भी कम करता है जिससे आपको रात के समय में फ़ूड क्रेविंग नहीं होती और आप अपने आप कम कैलोरी खाते हैं।

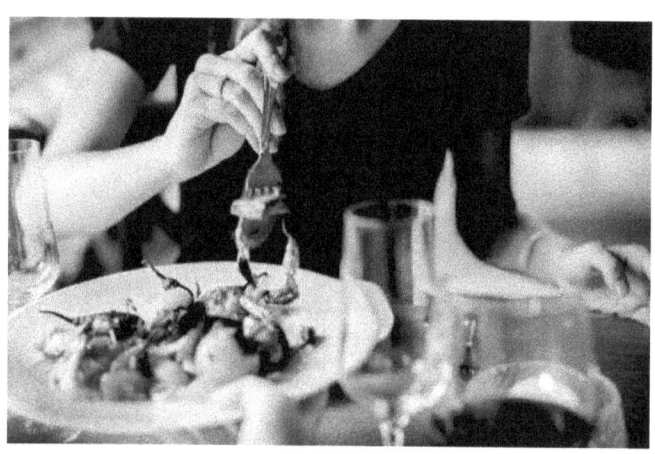

6. अधिक कैलोरी जलती है

प्रोटीन आपके मेटाबोलिज्म को बढ़ावा देता है। ऐसा इसलिए है क्योंकि हमारे शरीर को भोजन पचाने के लिए कुछ कैलोरी की आवश्यकता होती है। प्रोटीन को पचाने के लिए आवश्यक कैलोरी की संख्या फैट और कार्बोहाइड्रेट की तुलना में 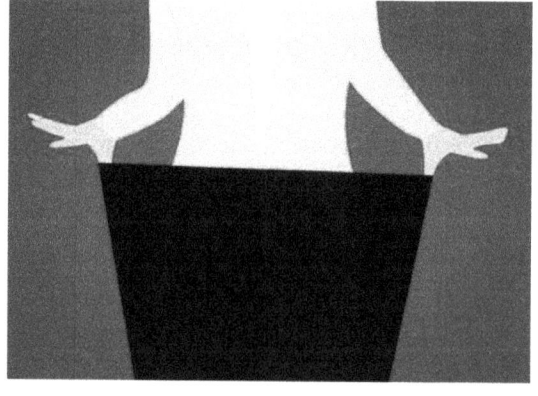 बहुत अधिक होती है। जब आप अपने आहार के कुछ कार्बोहाइड्रेट और फैट को प्रोटीन से रेप्लस करते हैं तब वास्तव में आप पुरे दिन में अधिक कैलोरी जलाते हैं। इस तरह आपका पाचन अधिक कुशल रहता और आप अधिक वजन कम करते हैं।

7. डायबिटीज़ नियंत्रित रहता है

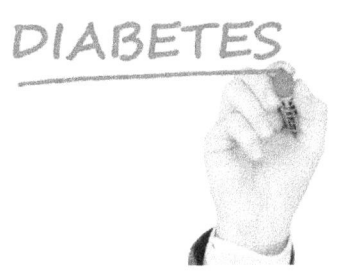

प्रोटीन में उच्च और कार्बोहाइड्रेट में कम आहार से टाइप-2 डायबिटीज़ रोगियों को अपने ब्लड शुगर के स्तर में सुधार करने में मदद मिलती है। प्रोटीन कार्बोहाइड्रेट की तुलना में धीरे-धीरे ग्लूकोज में टूटता

है, जिसके परिणामस्वरूप, ग्लूकोज को रक्तप्रवाह तक पहुँचने में अधिक समय लगता है, जिससे इंसुलिन धीरे-धीरे रिलीज होती है और शरीर को स्वस्थ ग्लूकोज स्तर बनाए रखने में मदद मिलती है।

8. ब्लड प्रेशर कम रहता है

शार्ट टर्म क्लीनिकल ट्रायल्स से पता चलता है कि प्रोटीन ब्लड प्रेशर (रक्तचाप) को कम करता है। उच्च-प्रोटीन वाले आहार ब्लड प्रेशर को कम करके हृदय रोग के जोखिम को कम करते हैं। प्रोटीन का सेवन बढ़ाने से सिस्टोलिक ब्लड प्रेशर कम होता है। आहार जो फाइबर और प्रोटीन से भरपूर होते हैं हाई ब्लड प्रेशर के जोखिम को 59% तक कम कर सकते हैं।

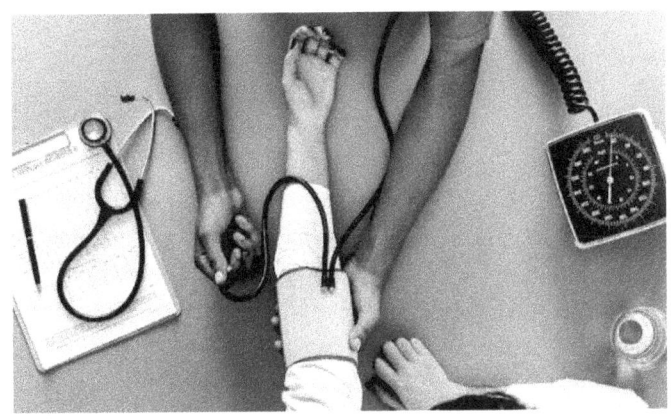

9. स्वस्थ हड्डियाँ

खासकर मेनोपॉज़ के बाद महिलाओं के लिए ऑस्टियोपोरोसिस एक बहुत बड़ा खतरा है। हड्डियों के स्वास्थ्य में सुधार ऑस्टियोपोरोसिस के इलाज और रोकथाम

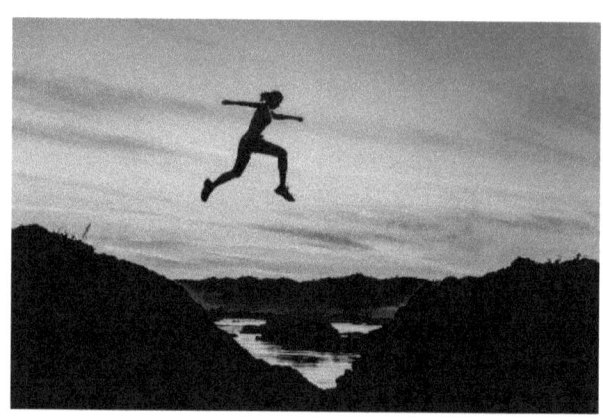

के लिए महत्वपूर्ण है। प्रोटीन हड्डी के स्वास्थ्य के लिए महत्वपूर्ण पोषक तत्व है। प्रोटीन कैल्शियम को अब्सॉर्ब करने और हड्डियों को मजबूत बनाने की शरीर की क्षमता के लिए महत्वपूर्ण है। जो लोग अधिक प्रोटीन खाते हैं, उनमें ऑस्टियोपोरोसिस और फ्रैक्चर का खतरा कम होता है और उनको उम्र के साथ बेहतर बोन मास बनाए रखने में मदद मिलती है।

10. स्वस्थ बाल के लिये

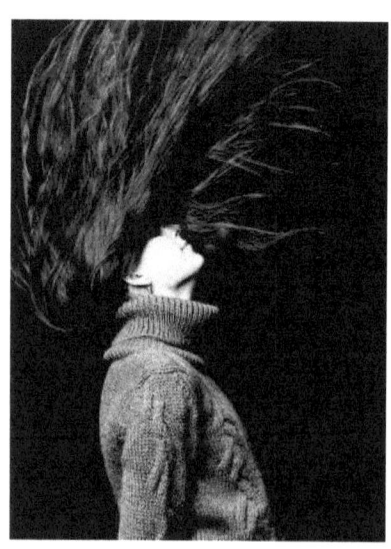

स्वस्थ और मजबूत बालों के लिए पर्याप्त प्रोटीन का सेवन महत्वपूर्ण है। प्रोटीन बालों के विकास को बढ़ावा देता है क्योंकि हेयर फॉलिकल्स ज्यादातर प्रोटीन से बने होते हैं। प्रोटीन युक्त आहार से शरीर को केराटिन का उत्पादन करने में मदद मिलती है, जो बालों की संरचना के लिए मूलभूत है। जब केराटिन कमजोर हो जाता है तो बाल रूखे और बेजान हो जाते हैं। बालों को झड़ने से रोकने के लिए उच्च प्रोटीन और आयरन युक्त आहार खाना चाहिए।

नोट: अपने बालों की समस्याओं के स्थायी समाधान के लिए पढ़े "स्वस्थ बालों का राज़"।

निष्कर्ष

प्रोटीन शरीर की बुनियादी आवश्यकता है। प्रोटीन मरम्मत के लिए, एंजाइम, हार्मोन, और शरीर के अन्य रसायनों को बनाने के लिए बहुत महत्वपूर्ण है। स्वस्थ जीवन के लिए प्रोटीन का सेवन जरूर बढ़ाना चाहिए लेकिन अधिक मात्रा में कुछ भी स्वास्थ्य के लिए हानिकारक होता है। गुर्दे की बीमारी वाले लोगों के लिए बहुत अधिक प्रोटीन हानिकारक हो सकता है। सिर्फ इसलिए कि प्रोटीन तेजी से वजन कम करने में मदद करता है, अपने आहार में कार्बोहाइड्रेट और फैट को प्रोटीन के साथ पूरी तरह से रेप्लस करने की सलाह नहीं दी जाती है। प्रोटीन की अधिकता ब्लोटिंग, गैस, पेट में ऐंठन और दस्त का कारण बन सकती है।

अध्याय 4

शाकाहारियों के लिए 10 उच्च प्रोटीन स्त्रोत

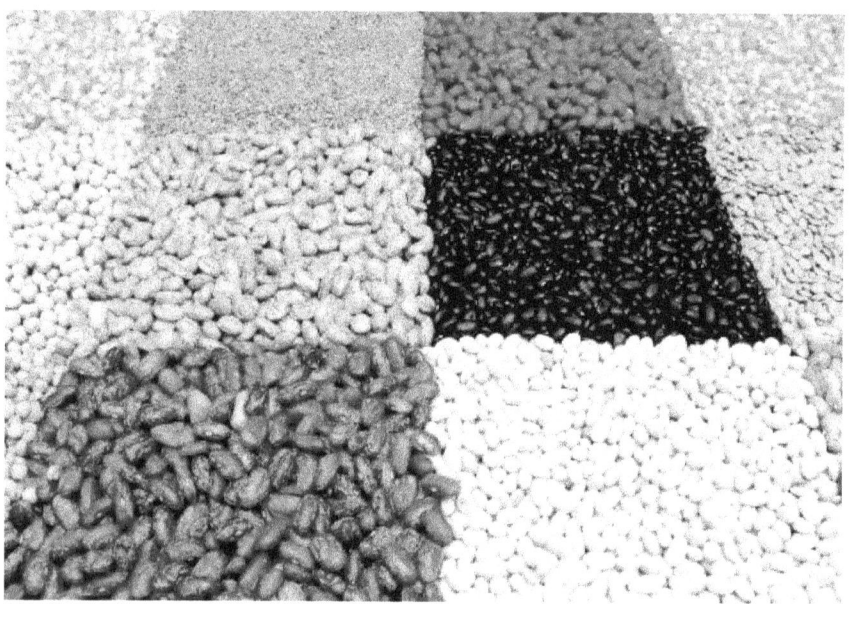

प्रोटीन मांसपेशियों, बालों, हड्डियों, नाखूनों जैसे शरीर के टिश्यूज़ का निर्माण खंड है। पशुओं से मिलने वाले प्रोटीन को काफी रोगों का कारण माना गया है, जबकि प्लांट बेस्ड प्रोटीन को नहीं। शाकाहारी आहार में प्रोटीन की कमी काफी आम है।

पर्याप्त प्रोटीन का सेवन किसी भी उम्र या लिंग के मनुष्यों के लिए बहुत आवश्यक है क्योंकि उच्च-प्रोटीन आहार मांसपेशियों को बढ़ाते हैं, चोट को जल्दी भरते हैं, स्वस्थ त्वचा को बढ़ावा देते हैं और वजन कम करते हैं।

नीचे शाकाहारियों के लिए 10 उच्च प्रोटीन स्रोत दिए गए हैं:

1. पनीर का व्हे

पनीर बनाने की प्रक्रिया के तरल भाग को व्हे (मट्ठा) कहा जाता है। शाकाहारियों के लिए व्हे प्रोटीन का एक बड़ा अच्छा स्रोत है। व्हे फैट घटाने के साथ प्रोटीन और अमीनो एसिड भी प्रदान करता है जो मांसपेशियों की वृद्धि के लिए बिल्डिंग ब्लॉक्स का काम करते हैं। आप घर पर आसानी से 200 मिलीलीटर उबलते दूध में 2 बड़ा चम्मच नींबू का रस मिलाकर पनीर बना सकते हैं। नींबू का रस दूध फाड़ देता है। ठोस और तरल हिस्से को अलग करें। ठोस हिस्सा पनीर है और शेष तरल आपका व्हे (मट्ठा) है।

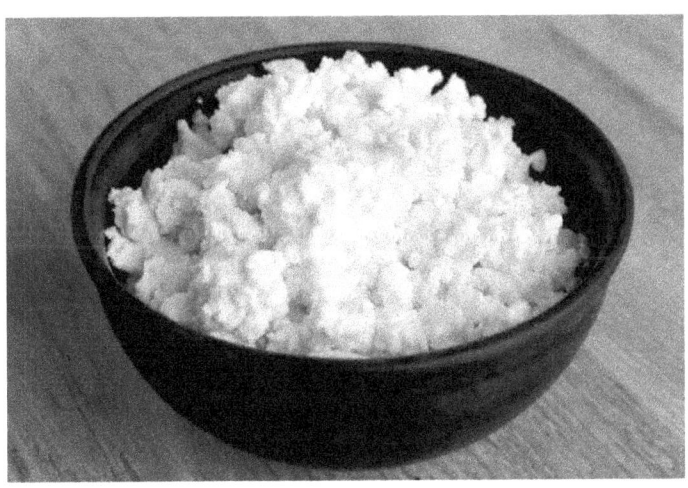

2. मूंगफली

मूंगफली में किसी भी अन्य नट्स की तुलना में अधिक प्रोटीन होता है। इसके अलावा, वे एंटीऑक्सिडेंट, फाइबर, आयरन और मैग्नीशियम जैसे स्वास्थ्यवर्धक पोषक तत्वों से भरपूर होती है। मूंगफली में पाए जाने वाला फैट स्वास्थ्यवर्धक फैट

होता है, जो एलडीएल कोलेस्ट्रॉल को कम करके हृदय स्वास्थ्य में सुधार कर सकता है।

100 ग्राम मूंगफली में 26 ग्राम प्रोटीन होता है।

मूंगफली के व्यंजन: साबुदाना खिचड़ी, कुरकुरे मूंगफली चॉकलेट बार्स, भुनी हुई मसालेदार मूंगफली।

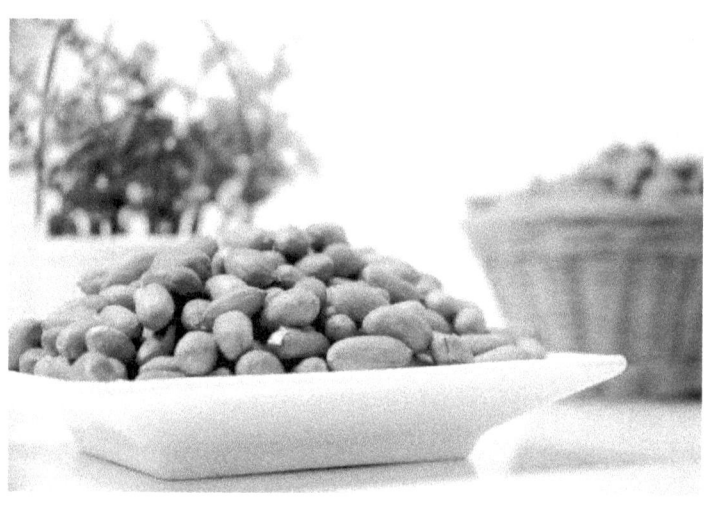

3. राजमा

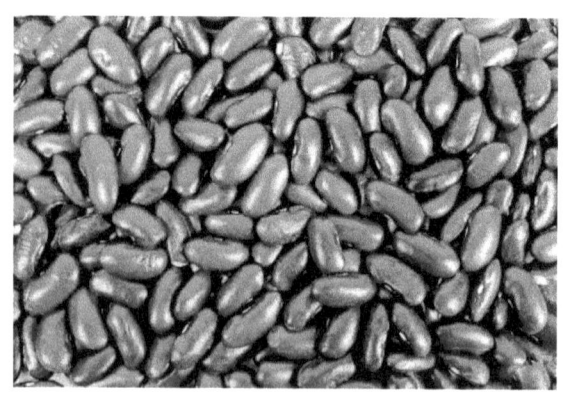

राजमा में फैट कम होता हैं और यह प्रोटीन का उत्कृष्ट स्रोत है। ये फाइबर, विटामिन और खनिजों का भी एक अच्छा स्रोत है। राजमा में सभी नौ-एमिनो एसिड होते हैं। वे लाइसिन नामक अमीनो एसिड का एक अच्छा स्रोत हैं, जो आमतौर पर अन्य प्लांट बेस्ड प्रोटीन स्रोतों, जैसे अनाज में नहीं होता है।

100 ग्राम राजमा में 24 ग्राम प्रोटीन होता है।

राजमा के व्यंजन: मैक्सिकन बीन सूप, राजमा करी, वेजिटेरियन चिली टैकोस।

4. ओट्स

ओट्स में अधिकांश अनाज की तुलना में अधिक प्रोटीन होता है। ओट्स का प्रोटीन सोया के प्रोटीन की गुणवत्ता के लगभग बराबर है, जो कि डब्ल्यूएचओ के अनुसार मांस, दूध और अंडे के प्रोटीन के बराबर है। ओट्स आपके आहार में प्रोटीन को जोड़ने के आसान तरीकों में से एक है।

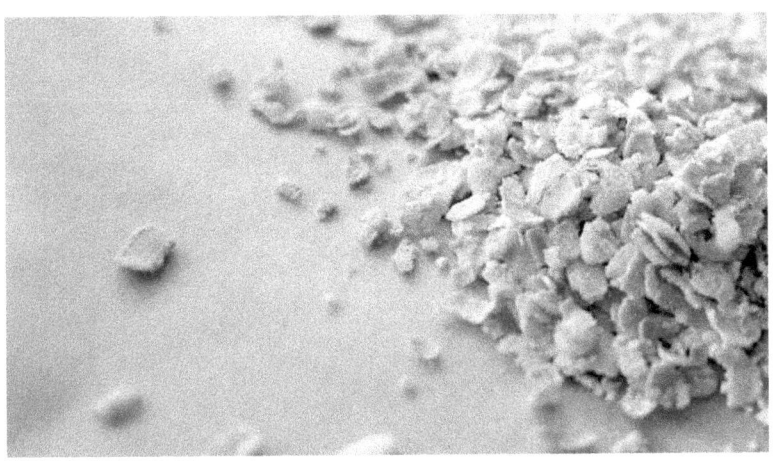

100 ग्राम ओट्स में 12-24 ग्राम प्रोटीन होता है, जो अनाजों में सबसे अधिक है।

ओट्स के व्यंजन: वेजिटेबल ओट्स कटलेट, ओटमील कुकीज, ओट्स उपमा।

5. बादाम

बादाम प्रोटीन का एक उत्कृष्ट स्रोत है। ये फाइबर और विटामिन ई से भी समृद्ध है, जो त्वचा के लिए बहुत अच्छा होता है। न केवल प्रोटीन के लिए बल्कि इसके अन्य स्वास्थ्य लाभों के लिए भी हर दिन कम से कम 10 बादाम खाने चाहिए। बादाम को रात भर भिगोकर खाने की सलाह दी जाती है क्योंकि भिगोने शरीर में पोषक तत्वों के अब्सॉर्प्शन को रोकने वाले बादाम की त्वचा में मौजूद टैनिन और फाइटिक एसिड की संख्या कम हो जाती है।

100 ग्राम बादाम में 21 ग्राम प्रोटीन होता है।

बादाम के व्यंजन: बादाम केक, ड्राई फ्रूट्स मिल्क शेक, बादाम कुकीज़।

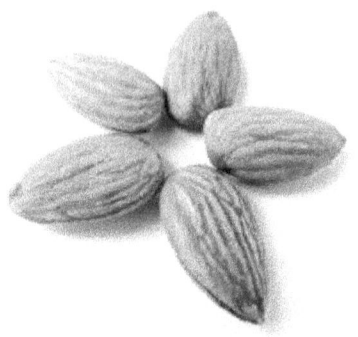

6. सफ़ेद चने

सफ़ेद चने पौधे पर आधारित प्रोटीन का अच्छा स्रोत है। सफ़ेद चने के बहुत सारे व्यंजन उपलब्ध हैं जो आपके स्वाद की तृष्णा को संतुष्ट करने के साथ-साथ आपके दैनिक प्रोटीन की आवश्यकता को भी पूरा कर सकते हैं।

100 ग्राम छोले में 19 ग्राम प्रोटीन होता है।

सफ़ेद चने के व्यंजन: हमस स्प्रेड, फलाफल, भारतीय चना मसाला।

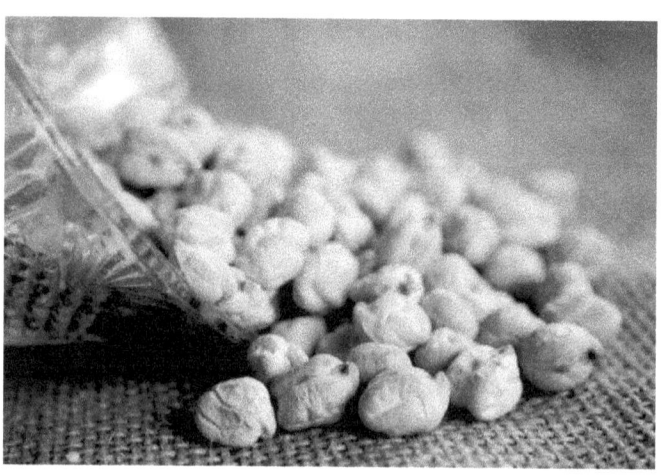

7. राजगिरा

राजगिरा प्रोटीन का पावरहाउस है। राजगिरा प्रोटीन और अन्य अनाज में कम मात्रा में पाया जाने वाले लाइसिन अमीनो एसिड में उच्च होता है। राजगिरा में ग्लूटन नहीं होता है, जो इसे ग्लूटन इन्टॉलरेंट लोगों के लिए एक सर्वश्रेष्ठ अनाज बनाता है। राजगिरा फाइबर से भरपूर है और मैंगनीज, मैग्नीशियम, विटामिन बी 6, फॉस्फोरस और आयरन का भी अच्छा स्रोत है।

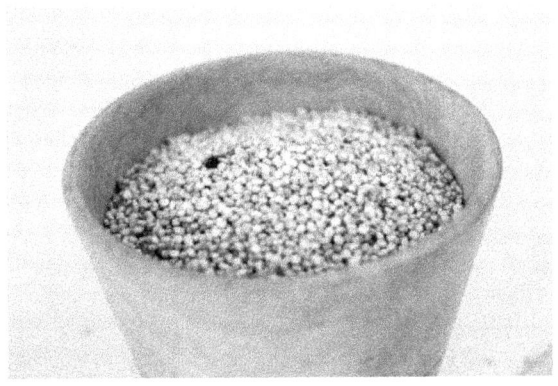

100 ग्राम राजगिरा में 14 ग्राम प्रोटीन होता है।

राजगिरा के व्यंजन: राजगिरा और बादाम के लड्डू, राजगिरा कटलेट्स, राजगिरा और किशमिश की कुकीज़।

8. ग्रीक योगर्ट

नियमित दही की तुलना में ग्रीक योगर्ट में प्रोटीन अधिक होता है। ग्रीक योगर्ट तीन बार छानी जाती है, ताकि ज्यादातर मट्ठा निकल जाए। नियमित दही की तुलना में इसमें कार्बोहाइड्रेट कम होता है, क्योंकि इसमें से मट्ठा निकाल दिया जाता है। क्योंकि ग्रीक योगर्ट अधिक गाढ़ी होती है, इसमें नियमित दही की तुलना में अधिक प्रोटीन होता है।

100 ग्राम ग्रीक योगर्ट में 10 ग्राम प्रोटीन होता है।

ग्रीक योगर्ट के व्यंजन: ग्रीक योगर्ट पैनकेक्स, सलाद ग्रीक योगर्ट ड्रेसिंग के साथ, ग्रीक योगर्ट सॉस में बनाया पास्ता।

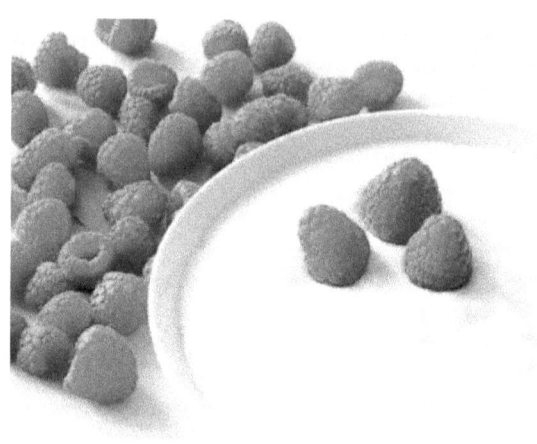

9. टोफू

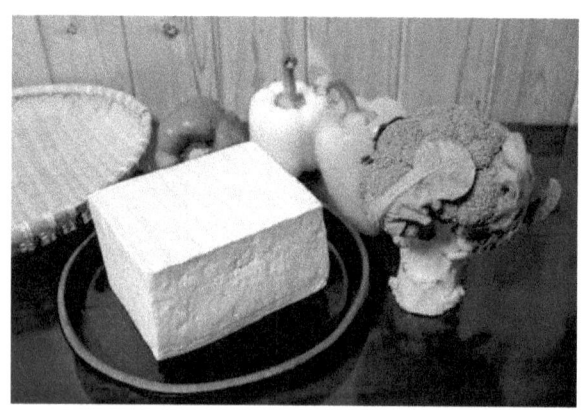

टोफू को बीन कर्ड के रूप में भी जाना जाता है। कॉटेज पनीर की ही तरह, टोफू को सोया दूध को फाड़ कर, फिर जमाकर, और परिणामस्वरूप ठोस सफेद पनीर को ब्लॉकों में दबा कर तैयार किया जाता है। टोफू प्रोटीन का सबसे समृद्ध स्रोत है क्योंकि इसमें सभी नौ आवश्यक अमीनो एसिड होते हैं। यह आयरन, कैल्शियम, कॉपर, जिंक, विटामिन बी 1, फॉस्फोरस, मैंगनीज और सेलेनियम का भी मूल्यवान स्रोत है।

100 ग्राम टोफू में 8 ग्राम प्रोटीन होता है।

टोफू के व्यंजन: टोफू नगेट्स, एशियाई लहसुन टोफू, टोफू मंचूरियन।

10. हरे मटर

मटर एक पूर्ण प्रोटीन है, जिसमें सभी नौ आवश्यक अमीनो एसिड होते हैं। प्रोटीन के साथ-साथ मटर में विटामिन K का उच्च स्तर होता है। इसके अलावा, मटर फाइबर, विटामिन ए, विटामिन सी, आयरन,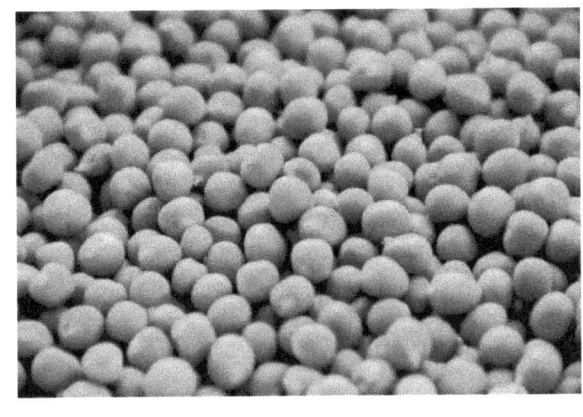
फोलेट, थियामिन और मैंगनीज का भी अच्छा स्रोत है।

ताजे और सूखे हरे मटर दोनों में ही उच्च प्रोटीन होता हैं। आप सूखे हरे मटर को भरपूर मात्रा में पानी में रात भर या 6-8 घंटे के लिए भिगो सकते हैं। भीगे हुए मटर के पानी को छान लें। इसे 2 कप ताजे पानी के साथ प्रेशर कुक कर लें। अब ये आपके व्यंजनों में उपयोग करने के लिए तैयार है।

100 ग्राम मटर में 6 ग्राम प्रोटीन होता है।

हरे मटर के व्यंजन: हरे मटर के कटलेट, मटर फ्राइड राइस, मटर और पुदीना सूप।

निष्कर्ष

प्रोटीन हड्डियों, मांसपेशियों और नाखूनों का एक महत्वपूर्ण निर्माण खंड है। हमारे शरीर को एंजाइम, हार्मोन और शरीर की मरम्मत और अन्य रसायन बनाने के लिए प्रोटीन की आवश्यकता होती है। शाकाहारियों में अपर्याप्त प्रोटीन का सेवन असामान्य नहीं है। उपरोक्त सूचीबद्ध प्रोटीन युक्त खाद्य पदार्थ बाजार में आसानी से उपलब्ध हैं और कोई भी इन्हें आसानी से अपने आहार में शामिल कर सकता है।

अध्याय 5

10 वजह की क्यों फैट दुश्मन नहीं है। फैट की सच्चाई।

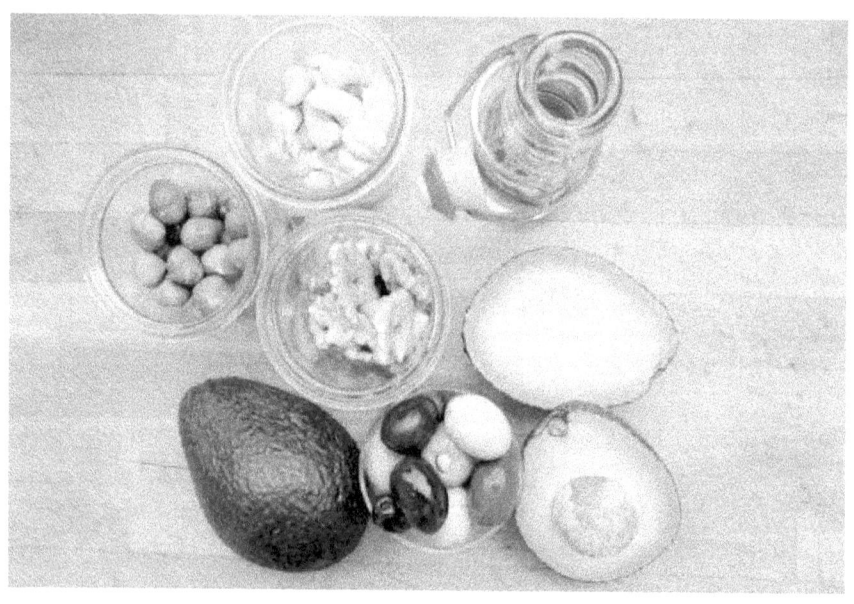

क्या आप जानते हैं कि मानव मस्तिष्क लगभग 60% फैट से बना है? फैट कोई ऐसी चीज नहीं है, जिससे हमें दूर भागना चाहिए। हमारे शरीर को सही तरीके से काम करने के लिए फैट की एक निश्चित मात्रा की आवश्यकता होती है। सभी फैट्स

खराब नहीं होते हैं इसी तरह सभी फैट्स अच्छे भी नहीं होते हैं। आइए देखें कि किस प्रकार के फैट हमारे दोस्त हैं और कौन से फैट हमारे दुश्मन हैं।

फैट्स के प्रकार:

ट्रांस फैट्स

ट्रांस फैट सबसे खराब प्रकार का फैट है। हाइड्रोजनीकरण प्रक्रिया का उपयोग स्वस्थ तेलों को ठोस बनाने के लिए किया जाता है ताकि उन्हें ख़राब होने से बचाया जा सके, और इस प्रक्रिया का प्रतिफल (बाई-प्रोडक्ट) ट्रांस फैट होता है। ट्रांस फैट का कोई ज्ञात स्वास्थ्य लाभ नहीं है और इसका कोई सुरक्षित स्तर भी नहीं है। ट्रांस फैट की उपस्थिति जानने के लिए अपने डिब्बे बंद खाने के पैकेट पर दिए गए पोषण मूल्य की जांच करें। प्रतिदिन केवल 2% ट्रांस फैट के सेवन से ही हृदय रोग का खतरा 23% बढ़ जाता है।

ट्रांस फैट युक्त भोजन:

- ठोस मार्जरीन
- फ्रेंच फ्राइज
- वेजिटेबल शॉर्टनिंग
- पेस्ट्री
- कुकीज़

सैचुरेटेड फैट्स

सैचुरेटेड फैट्स कमरे के तापमान पर ठोस होते हैं। सैचुरेटेड फैट्स से भरपूर्ण आहार अधिक हानिकारक एलडीएल कोलेस्ट्रॉल को बढ़ा सकते हैं, ये एलडीएल कोलेस्ट्रॉल हृदय और शरीर में ब्लॉकेज बनाते हैं। सैचुरेटेड फैट्स का मॉडरेशन में उपभोग करना चाहिए और एक दिन में सैचुरेटेड फैट्स की खपत को 10% से कम में सीमित करना चाहिए।

सैचुरेटेड फैट्स के सामान्य स्रोत:

- फुल फैट दूध
- चीज़
- नारियल का तेल

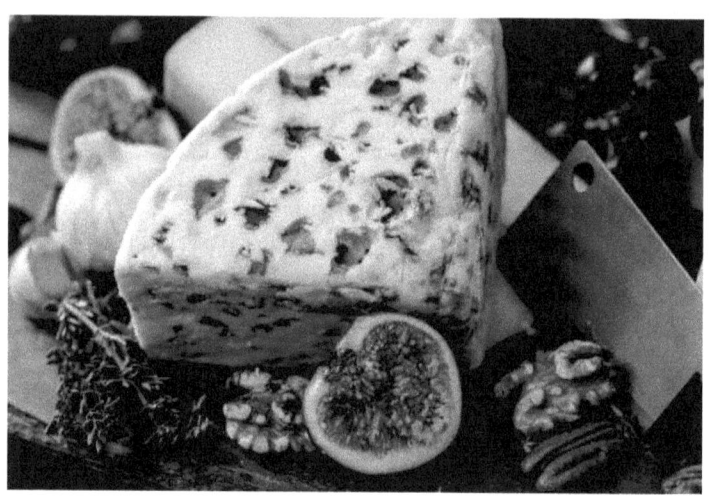

मोनोअनसैचुरेटेड और पॉलीअनसेचुरेटेड फैट्स

मोनोअनसैचुरेटेड और पॉलीअनसेचुरेटेड फैट्स स्वस्थ फैट्स हैं। स्वस्थ फैट्स कमरे के तापमान पर तरल होते हैं, ठोस नहीं। ये फैट मुख्य रूप से सब्जियों, और मेवों में पाए जाते हैं। शरीर पॉलीअनसेचुरेटेड फैट्स का उपयोग सेल्स मेमब्रेन के निर्माण और तंत्रिकाओं (नर्व्स) को ढंकने के लिए करता है। ये फैट्स रक्त के थक्के, मांसपेशियों और सूजन के लिए भी आवश्यक हैं।

स्वस्थ फैट्स की दो व्यापक श्रेणियां हैं:

मोनोअनसैचुरेटेड फैट्स

पॉलीअनसेचुरेटेड फैट्स

मोनोअनसैचुरेटेड फैट के अच्छे स्रोत हैं

- एक्स्ट्रा वर्जिन ऑलिव ऑयल (जैतून का तेल)
- सूरजमुखी तेल

- मूंगफली का तेल
- कनोला तेल
- सैफ्लावर तेल
- एवोकाडो
- मेवे

पॉलीअनसेचुरेटेड फैट्स में ओमेगा-3 फैटी एसिड और ओमेगा-6 फैटी एसिड शामिल हैं। सैचुरेटेड फैट्स या अत्यधिक रिफाइंड कार्बोहाइड्रेट के स्थान पर पॉलीअनसेचुरेटेड फैट्स खाने से हानिकारक एलडीएल कोलेस्ट्रॉल कम हो जाता है, और कोलेस्ट्रॉल प्रोफ़ाइल में सुधार होता है। ये ट्राइग्लिसराइड्स को भी कम करता है।

ओमेगा-3 फैटी एसिड्स के अच्छे स्रोतों में शामिल हैं:

- डिहाइड्रेटेड सोयाबीन तेल
- अलसी
- अखरोट
- कनोला तेल

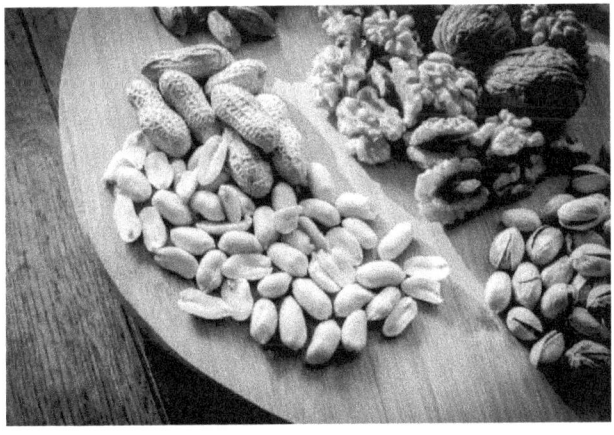

ओमेगा -6 फैटी एसिड्स को हृदय रोग से सुरक्षा से जोड़ा गया है।

ओमेगा-6 फैटी एसिड्स के अच्छे स्त्रोतों में शामिल हैं:

- मक्के का तेल
- सूरजमुखी का तेल
- सैफ्लावर तेल
- सोयाबीन का तेल
- अखरोट

नीचे 10 कारण बताए गए हैं कि क्यों फैट्स दुश्मन नहीं है:

1. फैट ब्रेन हेल्थ के लिए जरूरी है

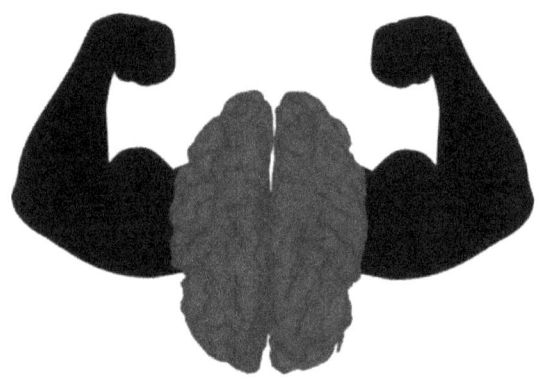

मस्तिष्क के स्वास्थ्य के लिए फैट आवश्यक है। मस्तिष्क 60% फैट से बना होता है, जिसमें से एक बड़ा हिस्सा डोकोसेहेओएनिक एसिड (डीएचए) या ओमेगा 3 फैट्स होता है।

आवश्यक विटामिन जैसे ए, डी, ई और के, पानी में घुलनशील नहीं हैं और इनको शरीर में परिवहन और अब्सॉर्ब होने के लिए फैट्स की आवश्यकता होती है। ये विटामिन मस्तिष्क के स्वास्थ्य और हमारे कई महत्वपूर्ण अंगों के लिए अत्यधिक महत्वपूर्ण हैं।

विटामिन डी अल्जाइमर, पार्किंसंस, अफैटद और अन्य मस्तिष्क विकारों के रिस्क कम कर देता है, और ओमेगा-3 ज्ञान-संबंधी कार्य को तेज करने के साथ-साथ मनोदशा में सुधार करने में मदद करता है।

2. बेहतर त्वचा के लिए

फैट सेलुलर मेम्ब्रेन का बड़ा हिस्सा बनाता है और हमारी त्वचा बड़ी संख्या में कोशिकाओं से बनी होती है। फैट की उचित खपत के बिना, हमारी त्वचा रूखी और बेजान हो जाती है, जो हमारे शरीर में संक्रमण के प्रवेश का रास्ता भी खोल सकती है।

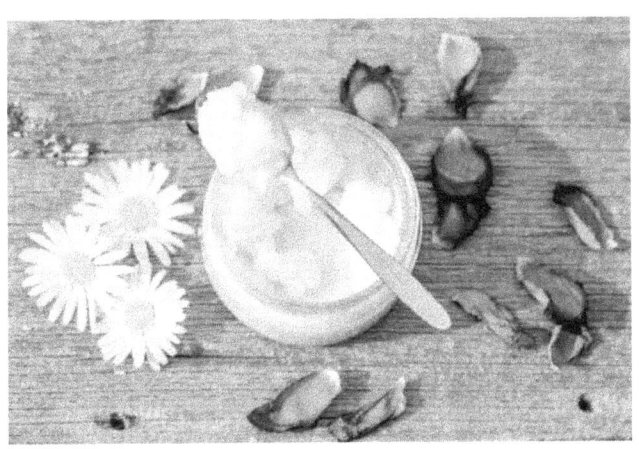

3. फैट इम्यून सिस्टम को बूस्ट करता है

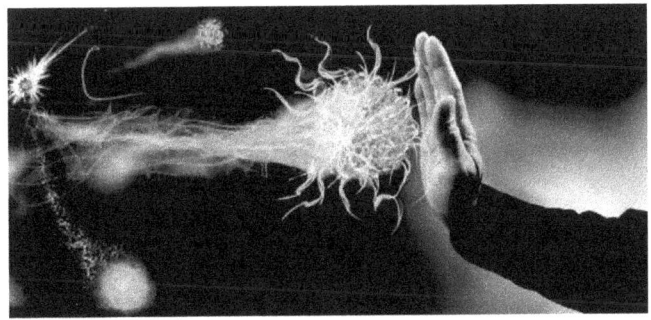

हमें स्वस्थ इम्यून सिस्टम के लिए फैट की आवश्यकता होती है। सैचुरेटेड फैट्स यहाँ विशेष रूप से महत्वपूर्ण भूमिका निभाते हैं क्योंकि इनकी पर्याप्त मात्रा इम्यून

सिस्टम को बाहरी आक्रमणकारियों को पहचानने और फिर उनको नष्ट करने में मदद करती है।

4. फैट फेफड़ों के सही तरीके से काम करने में सहायक है

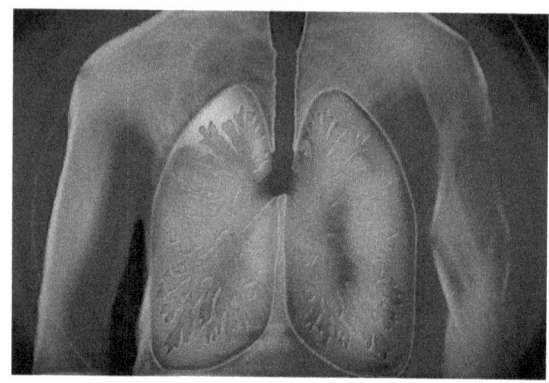

एक पतली परत जो फेफड़ों को कोट करती है, वो सो प्रतिशत फैट से बनी होती है। इस सुरक्षात्मक परत को बचाने के लिए आपको फैट की आवश्यकता होती है, नहीं तो आप सांस लेने में तकलीफ़ से पीड़ित हो सकते हैं।

5. फैट दिल के लिए अच्छा है

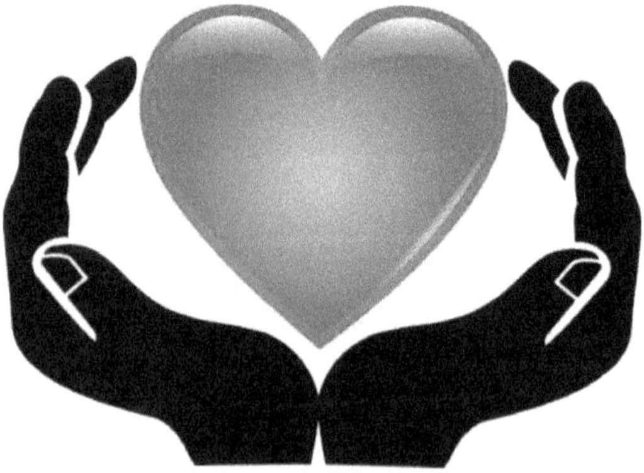

अनसैचुरेटेड फैट्स हृदय के लिए अच्छे होते हैं क्योंकि ये ब्लड प्रेशर को कम करने में मदद करते हैं और आपके रक्त में ट्राइग्लिसराइड्स नामक फैट के एक प्रकार को कम करके धमनियों में प्लाक के निर्माण को धीमा कर देते हैं। अपने आहार में सैचुरेटेड फैट्स को रिप्लेस करके पॉलीअनसेचुरेटेड या मोनोअनसैचुरेटेड फैट्स को जोड़ने से हृदय रोग का खतरा 25% तक कम किया जा सकता है।

6. फैट वजन कम करने में आपकी मदद कर सकता है (हाँ, आपने सही पढ़ा)

भूख वाली कोशिकाओं के कारण वजन बढ़ता है। जब आप अपने कैलोरी को प्रतिबंधित करते हैं, तो आपका शरीर एक स्टारवेशन मोड में चला जाता है जिससे कैलोरी जमा होती है और फैट का भंडार होता है। जब आप अपने शरीर को सही खाद्य पदार्थ और पर्याप्त स्वस्थ फैट्स देते हैं, तो आपका पाचन सक्रिय रहता है और आप बेहतर तरीके से अपना वजन कम कर पाते हैं।

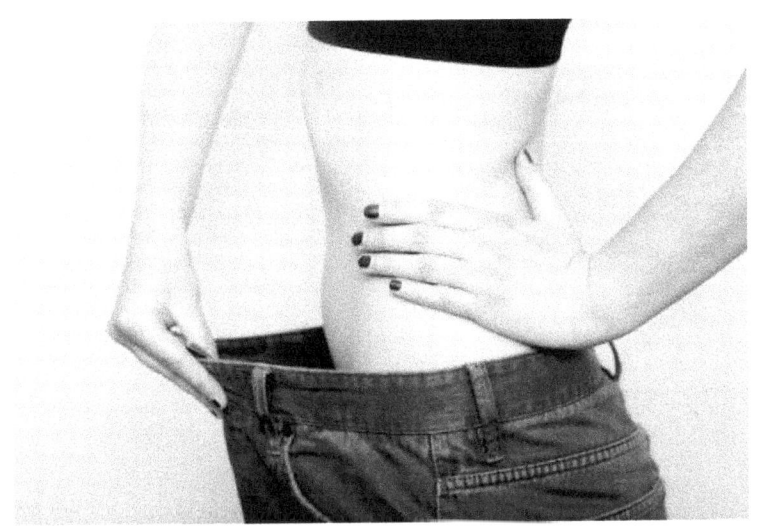

7. उचित इंसुलिन रिलीज के लिए

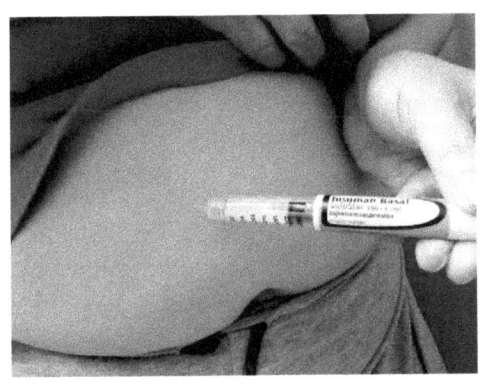

नारियल के तेल और मक्खन जैसी चीजों में पाए जाने वाले सैचुरेटेड फैट्स सिग्नलिंग मेसेंजर्स पर काम करके उचित नर्व सिगनलिंग का समर्थन करते हैं। ये मेसेंजर्स सीधे मेटाबोलिज्म को प्रभावित करते हैं, साथ ही इंसुलिन के उचित रिलीज को नियंत्रित करते हैं।

8. मजबूत हड्डियों और ऑस्टियोपोरोसिस के जोखिम को कम करने के लिए

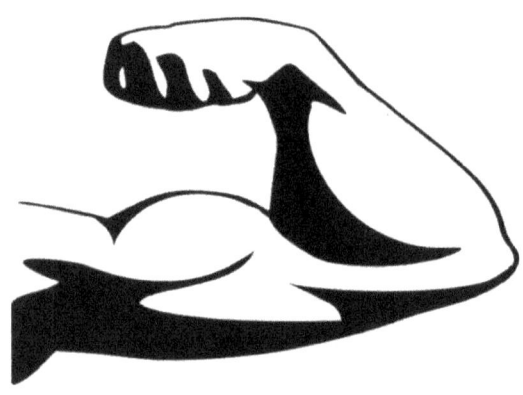

महत्वपूर्ण हड्डियों के निर्माण के विटामिन - विटामिन ए, डी, ई, और के, फैट्स में घुलनशील हैं, जिसका अर्थ है कि इन्हें अब्सॉर्ब होने के लिए शरीर में फैट की मौजूदगी की आवश्यकता होती है। उसी तरह मिनरील जैसे कि कैल्शियम को पचने के लिए भी फैट्स की आवश्यकता होती है। अगर आप पर्याप्त मात्रा में फैट का सेवन नहीं करते हैं तो ये आवश्यक विटामिन और मिनरल आपके शरीर में अब्ज़ॉर्ब नहीं हो पाएँगे।

9. बेहतर रिप्रोडक्टिव स्वास्थ्य के लिए

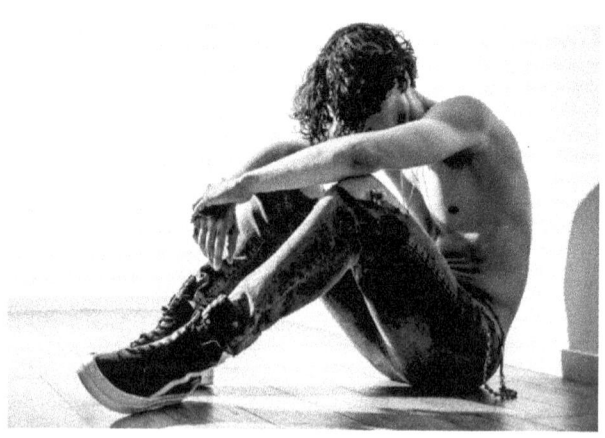

फैट्स स्वस्थ सेल मेम्ब्रेन के निर्माण के लिए जरुरी हैं। वे हार्मोनल स्वास्थ्य के लिए भी महत्वपूर्ण हैं। सेक्स हार्मोन - टेस्टोस्टेरोन, एस्ट्रोजन, प्रोजेस्टेरोन - सभी

कोलेस्ट्रॉल से बने होते हैं। अपने आहार में कम फैट्स लेने से हाइपोथायरायडिज्म, मासिक धर्म की अनियमितता और पुरुषों के लिए कम टेस्टोस्टेरोन जैसे हार्मोनल समस्याओं का खतरा बढ़ जाता है।

10. बेहतर नेत्र स्वास्थ्य के लिए

ओमेगा-3 फैट्स आंखों में सूखेपन की बीमारी से पीड़ित व्यक्तियों को अधिक आँसू पैदा करने में मदद करते हैं। आँसू की कमी के कारण आँखों में सूखापन, बेचैनी और कभी-कभी दृष्टि धुंधली हो सकती है। ओमेगा-3 फैट्स में एंटीइंफ्लेमेटरी गुण होते हैं जो डायबिटीज़ से होने वाले रेटिनोपैथी की रोकथाम में महत्वपूर्ण भूमिका निभाते हैं।

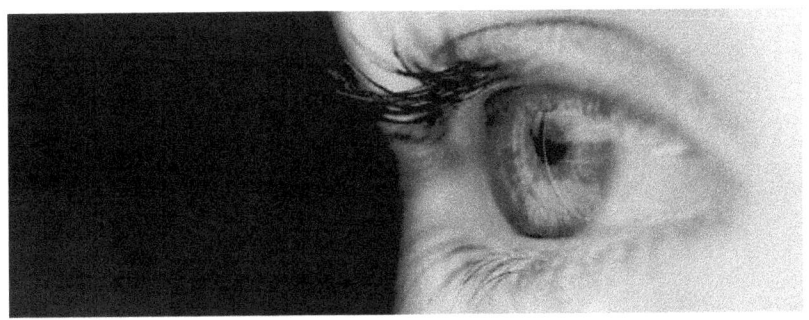

निष्कर्ष

इसमें कोई संदेह नहीं है कि सभी प्रकार के फैट्स स्वास्थ्य के लिए अच्छे नहीं होते हैं, लेकिन साथ ही, कुछ प्रकार के फैट्स हमारे स्वास्थ्य के लिए आवश्यक हैं। मोनोअनसैचुरेटेड और पॉलीअनसेचुरेटेड फैट्स का उपभोग जितना आप कर सकते हैं करने की कोशिश करें और सैचुरेटेड फैट्स की खपत 10% से कम करें। मक्खन को एक्स्ट्रा वर्जिन जैतून के तेल के साथ और फ्रेंच फ्राइज़ को मेवों के साथ रेप्लेस करें। आहार में इन छोटे बदलावों का परिणाम स्वस्थ और लंबा जीवन होगा।

अध्याय 6

10 हेल्दी फैट फूड्स जो आपको खाने चाहिए

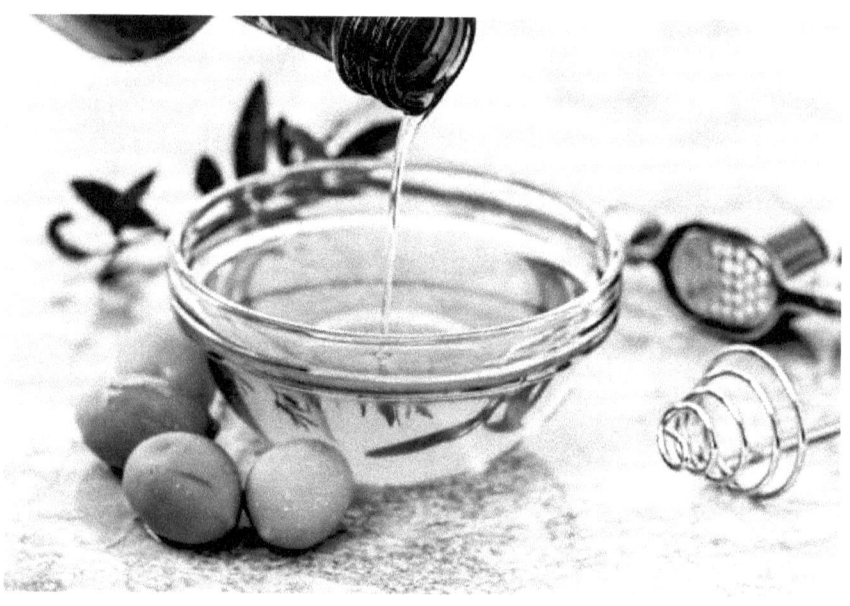

दशकों से फैट या वसा को वजन बढ़ने, हृदय रोगों और कई अन्य बीमारियों का वजह माना गया है, लेकिन अब समय आ गया है कि आप समझे कि सभी प्रकार के फैट्स खराब नहीं होते हैं। यदि आप फैट्स से तो परहेज़ कर रहे हैं लेकिन चीनी,

रिफाइंड और प्रोसेस्ड कार्बोहाइड्रेट्स की खपत पर आपका कोई नियंत्रण नहीं है, तो यह आपके स्वास्थ्य के लिए अधिक खतरनाक है। फ़ैट्स न केवल ऊर्जा को स्टोर करते हैं बल्कि आपके महत्वपूर्ण अंगों की रक्षा भी करते हैं। वास्तव में, हेल्थी फैट्स आपके दिल को स्वस्थ बनाते हैं, कोलेस्ट्रॉल के स्तर में सुधार करते हैं और आपकी त्वचा और बालों को चमकदार बनाकर आपकी सुंदरता को बढ़ाते हैं।

अब सवाल यह उठता है कि कौन से फैट्स हेल्थी हैं? आप अच्छे फैट्स और बुरे फैट्स के बीच कैसे अंतर करें? जवाब सरल है, मोनोअनसैचुरेटेड और पॉलीअनसेचुरेटेड फैट्स जैसे अनसैचुरेटेड फैट्स से भरपूर भोजन खाएँ लेकिन सैचुरेटेड फैट्स और ट्रांस फैट्स से परहेज़ करें। आपके एक दिन के आहार में फ़ैट की खपत 30% से कम होनी चाहिए, जिसमें 20% मोनोअनसैचुरेटेड और पॉलीअनसेचुरेटेड फैट्स और 10% से कम सैचुरेटेड फैट होना चाहिए। ट्रान्स फैट्स से पूरी तरह परहेज़ करें।

नीचे मैंने शीर्ष 10 हेल्दी फैट के स्रोत सूचीबद्ध किए हैं जो आपको स्वास्थ्य और पोषण लाभों के लिए खाने चाहिए।

1. घी

आयुर्वेद के अनुसार गाय के दूध से बने घी के बहुत स्वास्थ्य लाभ हैं। गाय का घी आवश्यक पोषक तत्वों, फैटी एसिड्स, एंटीऑक्सिडेंट से भरा होता है। इसमें एंटीबैक्टीरियल, एंटीफंगल और एंटीवायरल गुण होते हैं। घी कंजुगेटेड लिनोलिक एसिड (सीएलए) नामक एक प्रकार के फैटी एसिड से भरपूर होता है, जिसे कैन्सर, डायबिटीज़ और आर्टरी प्लाक के खिलाफ सुरक्षात्मक माना गया है। घी को स्मरण शक्ति और बुद्धि में सुधार के लिए एक मस्तिष्क टॉनिक के रूप में जाना जाता है। यह थायराइड की शिथिलता को ठीक करने के लिए फायदेमंद है। इसका उपयोग घावों को भरने, होंठों और मुंह के छालों को ठीक करने के लिए किया जाता है। यह अनिद्रा को भी ठीक करता है और जॉइंट्स के लुब्रिकेशन के लिए सर्वोत्तम है।

घी का स्मोकिंग पॉइंट बहुत हाई होता है, जिसका अर्थ है कि घी उच्च तापमान पर भी ख़राब नहीं होता है और सभी महत्वपूर्ण न्यूट्रिएंट्स कोअपने अंदर बनाए रखता है जो अद्भुत स्वास्थ्य लाभ प्रदान करते हैं। घी विटामिन ए, विटामिन ई

और विटामिन के का एक समृद्ध स्रोत है, जो आपकी त्वचा को चमकदार और आपकी दृष्टि को स्वस्थ बनाए रखता है। घी में पाया जाने वाला विटामिन के धमनियों में कैल्शियम के जमाव को रोकने में मदद करता है जिससे रक्त की प्रवाह बाधित नहीं होती। यदि आप अपना वजन नहीं बढ़ाना चाहते हैं तो घी को कम मात्रा में सेवन करें। एक दिन में घी का 1 बड़ा चमच (15 ग्राम) घी के सभी स्वास्थ्य लाभों को प्रदान करने के लिए पर्याप्त है।

2. एक्स्ट्रा वर्जिन ओलिव आयल

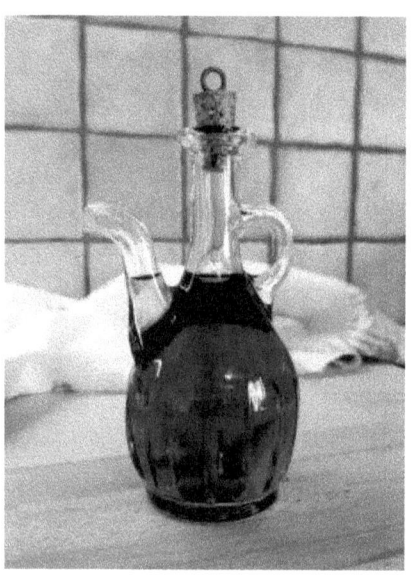

एक्स्ट्रा वर्जिन ऑलिव ऑयल (जैतून का तेल) दुनिया के स्वास्थ्यप्रद तेलों में से एक है। रोजाना 2 चम्मच एक्स्ट्रा वर्जिन ऑलिव ऑयल खाने से इनमें पाए जाने वाले मोनोअनसैचुरेटेड फैट के कारण हृदय रोग का खतरा कम हो सकता है। एक्स्ट्रा वर्जिन ऑलिव ऑयल शक्तिशाली एंटीऑक्सिडेंट से भरा होता है जो ऑक्सीकरण को रोककर शरीर में फ्री रेडिकल्स के निर्माण को रोकता है और क्रॉनिक बीमारियों और कैंसर के जोखिम को कम करता है।

एक्स्ट्रा वर्जिन ऑलिव ऑयल का उच्च तापमान पर खाना पकाने के लिए (जैसे कि डीप-फ्राइंग) इस्तेमाल नहीं किया जाना चाहिए क्योंकि इसमें अन्य तेलों की तुलना में जल्दी ऑक्सीकरण होता है।

3. नारियल और नारियल का तेल

लगभग 89% सैचुरेटेड फैट होने के बावजूद भी नारियल को हेल्थी फैट माना जाता है क्यों कि इसमें लॉरिक एसिड मौजूद होता है। लॉरिक एसिड एक सैचुरेटेड फैटी एसिड है जिसमें 12-कार्बन एटम की श्रृंखला होती है। इसमें एंटीबैक्टीरियल,

एंटीवायरल और एंटीमाइक्रोबियल गुण होते हैं। यह संभावित रूप से संक्रमण को रोकने में मदद करता है। नारियल का तेल आपकी त्वचा और बालों के लिए अच्छा होता है।

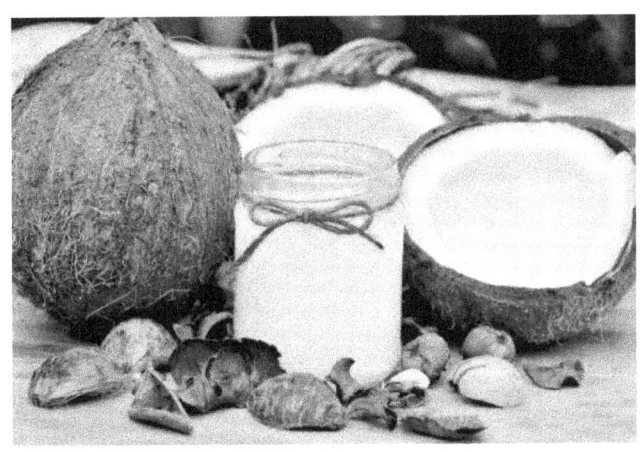

इसमें मौजूद एंटीऑक्सिडेंट के कारण नारियल के तेल में एंटी-इंफ्लेमेटरी गुण होते हैं जो गठिया के लक्षणों को संभावित रूप से कम करने में मदद करते हैं। नारियल के तेल में मौजूद सैचुरेटेड फैट्स एचडीएल स्तर (अच्छे कोलेस्ट्रॉल) को बढ़ाते हैं और हृदय के स्वास्थ्य को बढ़ावा देते हैं लेकिन साथ ही यह एलडीएल (खराब कोलेस्ट्रॉल) को भी बढ़ाते हैं, इसलिए इसे संयम में इस्तेमाल किया जाना चाहिए।

4. एवोकाडो

एवोकाडो विटामिन बी कॉम्प्लेक्स, विटामिन के, विटामिन सी, और विटामिन ई से भरा होता है। यह फाइटोस्टेरोल और ल्यूटिन और ज़ैक्सैन्थिन जैसे कैरोटेनॉयड्स से भी भरपूर होता है। ये कैरोटेनॉयड्स शरीर में विटामिन ए में परिवर्तित हो कर आँखों में प्रवेश करने वाली हानिकारक नीली रोशनी को अब्सॉर्ब करके रोगों से आँखों की रक्षा करने की क्षमता रखते हैं। एवोकाडो में मौजूद विटामिन के शरीर में कैल्शियम अब्सॉर्प्शन को बढ़ाकर हड्डियों को स्वस्थ बनाते हैं।

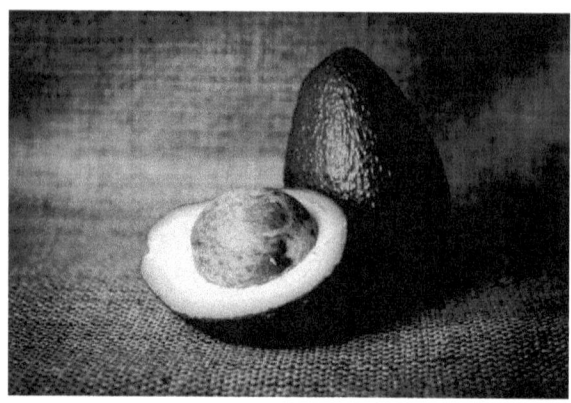

एवोकाडो में पाए जाने वाले फाइबर पाचन में सुधार करते हैं। एक एवोकाडो में लगभग 75% फैट होता है, जिनमें से अधिकांश मोनोअनसैचुरेटेड फैट MUFAs (लगभग 65%) - ओलिक एसिड, लिनोलिक एसिड के रूप में होता है, जो हृदय रोग, हाई ब्लड प्रेशर और डायबिटीज़ के कम जोखिम को कम करता है।

5. अलसी (फ्लैक्ससीड्स)

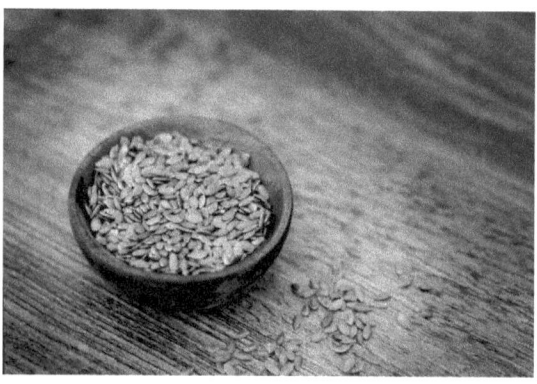

अलसी में- अल्फा-लिनोलेनिक एसिड (एएलए) नामक अनसैचुरेटेड ओमेग -3 फैटी एसिड अधिक होता है जो रक्तचाप में सुधार करके हृदय रोग से बचाता है। स्वास्थ्य लाभ के के लिए सिर्फ एक से दो बड़े चम्मच अलसी ही काफी है।

अलसी में घुलनशील और अघुलनशील दोनों प्रकार के फाइबर होते हैं, जो आपको लंबे समय तक पेट भरा हुआ महसूस कराते हैं और वजन कम करने के साथ-साथ

कोलेस्ट्रॉल के स्तर को भी कम करते हैं। अलसी का नियमित सेवन आपकी त्वचा और दिल के लिए अच्छा है। अलसी में अन्य पोषक तत्वों के साथ-साथ प्रोटीन, मैग्नीशियम, कैल्शियम, फॉस्फोरस, ओमेगा 3 और लिग्निन होते हैं। अलसी में पाए जाने वाले लिग्नन्स में एंटीऑक्सिडेंट और एस्ट्रोजन गुण होते हैं जो कैंसर को रोकते हैं।

6. काला तिल

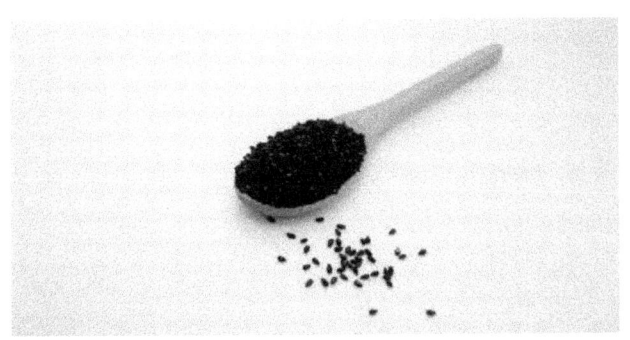

काले तिल में अनसैचुरेटेड फैटी एसिड्स अधिक होते हैं जबकि सैचुरेटेड फैटी एसिड्स कम होते हैं। काले तिल को पारंपरिक चीनी चिकित्सा के अनुसार सबसे अच्छे एंटी-एजिंग खाद्य पदार्थों में से एक माना जाता है। तिल में हड्डी बनाने वाले मिनरल जैसे कैल्शियम, मैग्नीशियम और कॉपर मौजूद होते हैं।

काले तिल में मौजूद ओलिक एसिड और लिनोलिक एसिड त्वचा को नरम बनाते हैं और सेल रिजनरेशन को बढ़ावा देते हैं, जिससे त्वचा के स्वास्थ्य में सुधार होता है। काले तिल आयरन से भरपूर होते है जिससे आयरन की कमी से होने वाले एनीमिया को रोकने में मदद मिलती है।

7. अखरोट

अधिकांश नट्स के विपरीत अखरोट, पॉलीअनसेचुरेटेड फैट्स और ओमेगा -3 फैट्स विशेष रूप से अल्फा-लिनोलेनिक एसिड (एएलए), लिनोलिक एसिड और ओलिक एसिड में समृद्ध होते हैं जो हृदय रोग से बचाव में करते हैं।

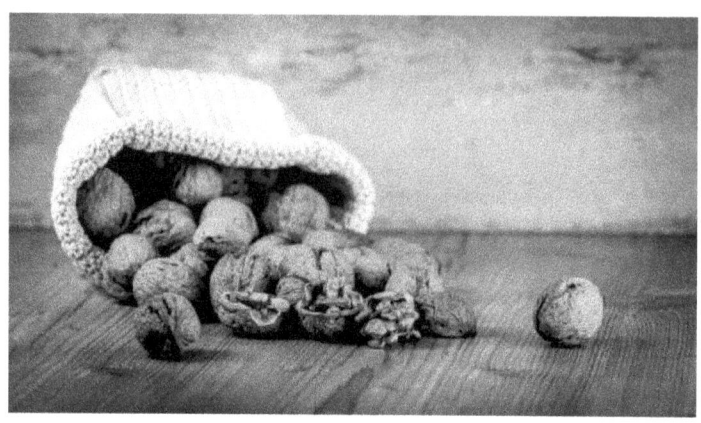

बेहतर मस्तिष्क परफॉरमेंस और बेहतर स्मृति के लिए अखरोट खाएँ। अखरोट रक्तचाप कम करने में मदद करता है। अखरोट में एंटीऑक्सीडेंट किसी भी अन्य नट्स की तुलना में उच्च गुणवत्ता वाले होते हैं। अखरोट के एंटी-इंफ्लेमेटरी गुण स्तन और प्रोस्टेट कैंसर के खतरे को कम करते हैं।

8. बादाम

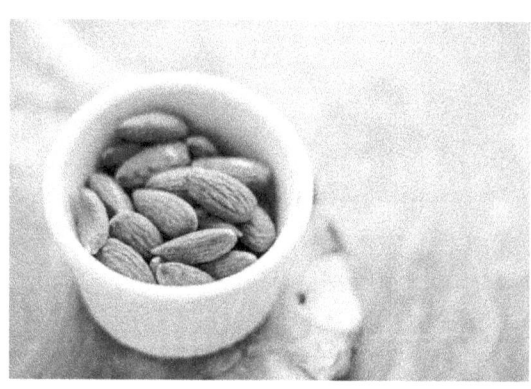

बादाम में काफी मात्रा में मोनोअनसैचुरेटेड और पॉलीअनसेचुरेटेड फैट्स होते हैं जो कोलेस्ट्रॉल के स्तर पर महत्वपूर्ण सकारात्मक प्रभाव डालते है।

बादाम में मौजूद प्रोटीन और फाइबर के कारण यह स्नैक्स का सबसे अच्छा विकल्प है, क्योंकि मुट्ठी भर बादाम आपकी भूख को कम से कम कुछ घंटों के लिए संतुष्ट कर सकता है, जिससे सफलतापूर्वक वजन कम करने की संभावना बढ़ जाती है। बादाम में पाए जाने वाला बायोटिन (विटामिन ए) बालों के स्वास्थ्य में सुधार करता है। बादाम विटामिन ई और एंटी-ऑक्सीडेंट का अच्छा स्रोत हैं जो त्वचा के स्वास्थ्य में सुधार करते हैं।

9. डार्क चॉकलेट

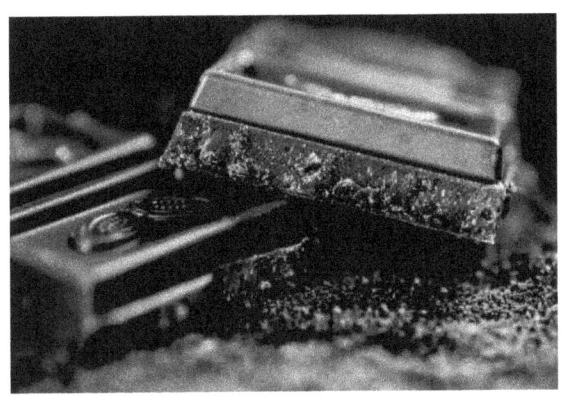

डार्क चॉकलेट फ्लेवनॉल्स का एक बड़ा अच्छा स्रोत है। फ्लैवनॉल्स एक शक्तिशाली एंटी-ऑक्सीडेंट है जो रक्तचाप को कम करने और हृदय को अधिक रक्त प्रवाहित करने की क्षमता रखता है, जिससे हृदय स्वास्थ्य में सुधार होता है। हालांकि डार्क चॉकलेट के कुल फैट का आधा हिस्सा सैचुरेटेड होता है, लेकिन इसमें विटामिन ए, बी, और ई, आयरन, कैल्शियम, पोटेशियम, मैग्नीशियम भी पाए जाते हैं।

इसके अलावा, डार्क चॉकलेट ज्ञान-संबंधी स्वास्थ्य को बेहतर बनाने में मदद करता है, लेकिन ध्यान रखे कि फ्लेवोनोइड के उच्चतम स्तर के लिए वो चॉकलेट चुनें जिसमें 70 प्रतिशत कोकोआ हो और मिल्क चॉकलेट से परहेज करें क्योंकि चीनी और डेरी से भरे होते है।

10. डेरी

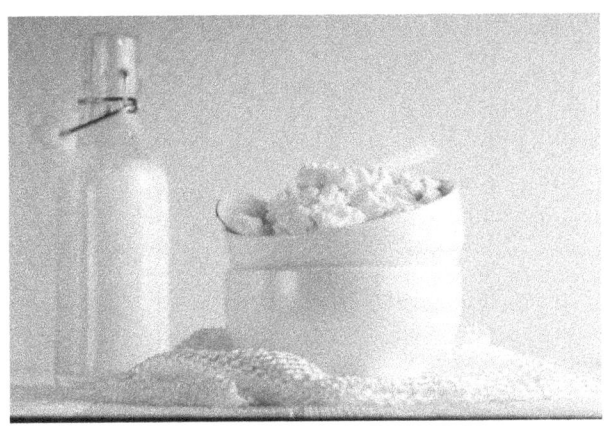

गाय का दूध हड्डियों के लिए अच्छा होता है क्योंकि यह कैल्शियम का बहुत अच्छा स्रोत है, इसके आलावा ये स्वस्थ हड्डियों और दांतों के लिए आवश्यक मिनरल प्रदान करता है। गाय का दूध पोटेशियम का भी स्रोत है, जो ब्लड प्रेशर और हृदय रोग के जोखिम को कम करता है।

कुछ उपलब्ध चीज़ विकल्प स्वस्थ होते हैं क्योंकि वे शरीर के कैल्शियम और पोटेशियम की आवश्यकता को पूरा करते हैं। पनीर, फेटा और रिकोटा चीज़ शीर्ष स्वास्थ्यप्रद चीज़ विकल्प हैं।

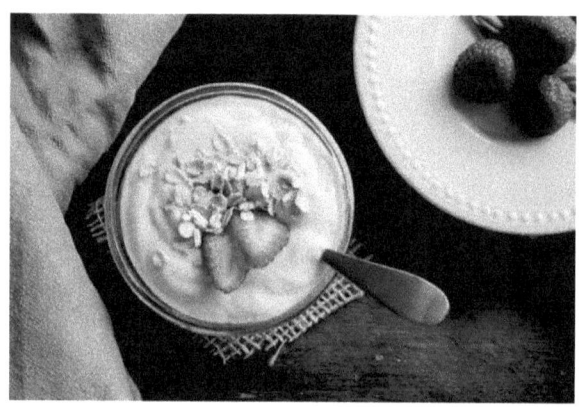

प्रोबायोटिक दही से आंतों को स्वस्थ रखने और पाचन तंत्र को मजबूत करने में मदद मिलती है। प्रोबायोटिक दही से आपके पेट में अच्छे बैक्टीरिया बढ़ते हैं जिससे समग्र स्वास्थ्य को बढ़ावा मिलता है। प्रोबायोटिक दही का दैनिक सेवन आपकी इम्युनिटी को बढ़ाता है और कोलेस्ट्रॉल के स्तर को कम करता है।

निष्कर्ष

फैट एक महत्वपूर्ण आहार आवश्यकता है। हेल्थी फैट्स न केवल ऊर्जा प्रदान करते हैं, बल्कि सदमे के खिलाफ शरीर के अंगों को इन्सुलेट करके हमारे महत्वपूर्ण अंगों की रक्षा करते हैं। फैट में घुलनशील विटामिन जैसे विटामिन ए, डी, ई और के केवल फैट्स के साथ मिलकर पच और अब्सॉर्ब हो सकते हैं। इससे ये साबित होता है कि फैट हमारे दुश्मन नहीं हैं। आज से ही अपने आहार में हेल्थी फैट्स को शामिल करना शुरू करें। हैप्पी ईटिंग।

अध्याय 7

10 कारणों से आपको कार्बोहाइड्रेट कभी खाना नहीं छोड़ना चाहिए

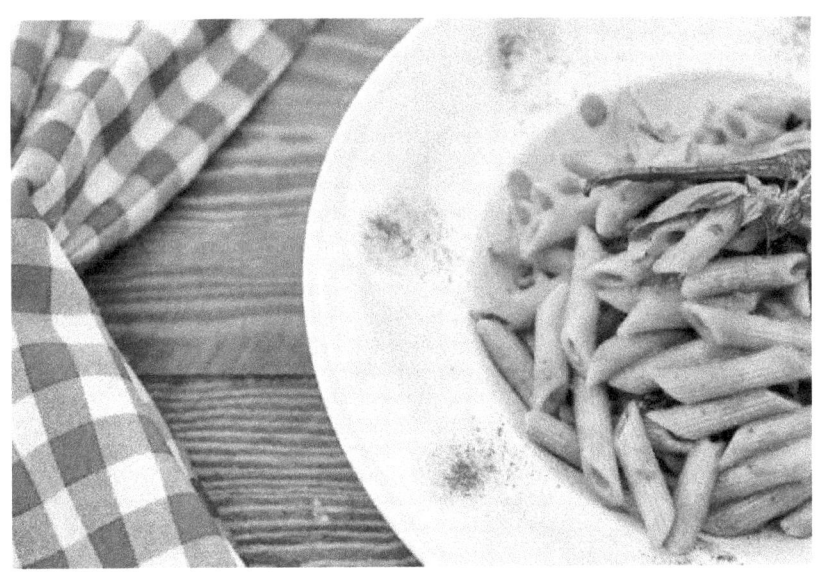

कार्बोहाइड्रेट का मुख्य कार्य शरीर और मस्तिष्क को ऊर्जा प्रदान करना है। जैसे आपकी कार को चलने के लिए ईंधन की जरूरत होती है, वैसे ही आपके शरीर को काम करने के लिए कार्बोहाइड्रेट की जरूरत होती है।

कार्बोहाइड्रेट/कार्ब्स क्या हैं?

कार्बोहाइड्रेट/कार्ब्स, प्रोटीन और फैट के साथ तीन मैक्रोन्यूट्रिएंट्स में से एक है। ये सभी आपके शरीर के लिए दैनिक रूप से आवश्यक है। कार्बोहाइड्रेट के तीन मुख्य प्रकार हैं: स्टार्च, फाइबर और शर्करा (शुगर)।

स्टार्च को अक्सर कॉम्प्लेक्स कार्बोहाइड्रेट के रूप में जाना जाता है। वे अनाज, फलियाँ और स्टार्च वाली सब्जियाँ, जैसे आलू और मकई में पाए जाते हैं। (पसंदीदा कार्बोहाइड्रेट)

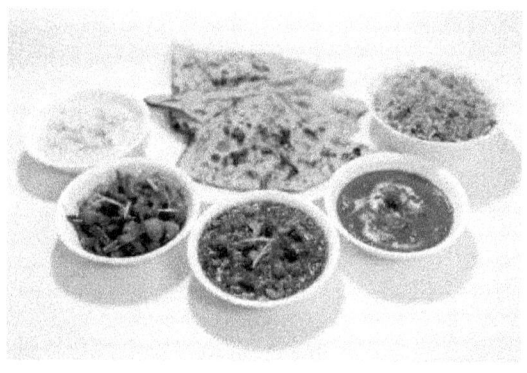

शुगर को सिंपल कार्बोहाइड्रेट के रूप में जाना जाता है। सब्जियों, फलों, दूध और शहद में प्राकृतिक रूप से शुगर होती है। दूसरी तरफ प्रोसेस्ड खाद्य पदार्थ, सिरप, मीठे पेय और मिठाइयों में ऊपर से शुगर डाली जाती है। (कार्बोहाइड्रेट जिनसे आपको परहेज़ करना चाहिए)

फाइबर ऐसा काम्प्लेक्स कार्बोहाइड्रेट है जिसे शरीर पचा नहीं पाता है। फाइबर शुगर में नहीं टूटता है और इसके बजाय यह शरीर से बिना पचे निकल जाता है। यह पाचन को स्वस्थ बनाये रखता है।

आपके भोजन करने के बाद, आपके द्वारा खाए गए खाद्य पदार्थों में मौजूद कार्बोहाइड्रेट चीनी की छोटी इकाइयों में टूट जाते हैं। ये छोटी इकाइयाँ आपके

पाचन तंत्र और आपके रक्तप्रवाह में अब्सॉर्ब (अवशोषित) हो जाती हैं। यह रक्त शुगर आपके रक्तप्रवाह के माध्यम से आपकी मांसपेशियों और अन्य टिश्यूज़ की ऊर्जा की आपूर्ति करने के लिए पहुँचता है। यह एक महत्वपूर्ण प्रक्रिया है; वास्तव में, कार्बोहाइड्रेट के विभिन्न कार्यों में से शरीर की ऊर्जा की आपूर्ति करना उसका मुख्य कार्य है। आपके शरीर को हर दिन कम से कम 200 से 400 ग्राम कार्बोहाइड्रेट की आवश्यकता होती है।

अभी भी आश्वस्त नहीं हैं की कार्बोहाइड्रेट अच्छे हैं? तो कार्बोहाइड्रेट खाने के इन 10 महत्वपूर्ण लाभों पर ध्यान दें:

10 कारणों से आपको कार्बोहाइड्रेट कभी खाना नहीं छोड़ना चाहिए

1. अपने आईक्यू लेवल को बढ़ाना चाहते हैं तो कार्बोहाइड्रेट लें

आपके शरीर की अधिकांश कोशिकाएँ ऊर्जा के लिए सिंपल कार्बोहाइड्रेट - ग्लूकोज का उपयोग करती हैं विशेष रूप से आपके मस्तिष्क को ऊर्जा स्रोत के रूप में ग्लूकोज की आवश्यकता होती है। इसलिए, हम यह कह सकते हैं कि कार्बोहाइड्रेट का एक महत्वपूर्ण कार्य मस्तिष्क को ऊर्जा की आपूर्ति करना है। यदि आपने कभी लो कार्बोहाइड्रेट डाइट का पालन किया हो और महसूस किया हो कि आपका मस्तिष्क कुछ दिनों के लिए धूमिल सा था, तो समझ लीजिये कि मस्तिष्क के उचित कार्य करने के लिए कार्बोहाइड्रेट कितने महत्वपूर्ण हैं इसका आपने अनुभव किया है।

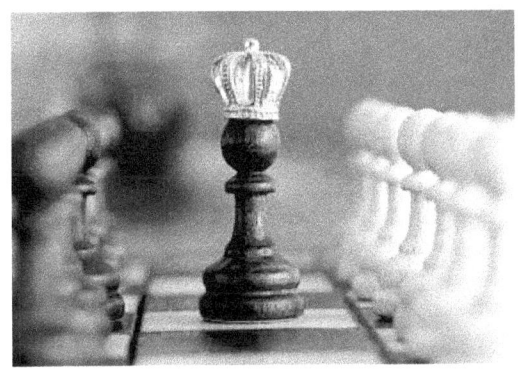

2. कार्बोहाइड्रेट आपके मूड को बूस्ट करते हैं

शोधकर्ता कहते हैं कि कार्बोहाइड्रेट सेरोटोनिन के उत्पादन को बढ़ावा देते हैं, जो एक अच्छा महसूस कराने वाला मस्तिष्क रसायन है। एक अध्ययन में यह पाया गया कि, लोग जिन्होंने करीब एक साल के लिए बहुत कम कार्बोहाइड्रेट वाले आहार का पालन किया - जिसमे प्रतिदिन केवल 20 से 40 ग्राम कार्बोहाइड्रेट, लगभग 1/2 कप चावल और रोटी के एक टुकड़े आते हैं, उन्होंने उन लोगो के तुलना में अधिक डिप्रेशन, चिंता और गुस्सा का अनुभव किया जिन्होंने कम फैट वाले डेरी, साबुत अनाज, फल और फलियों वाला आहार का पालन किया।

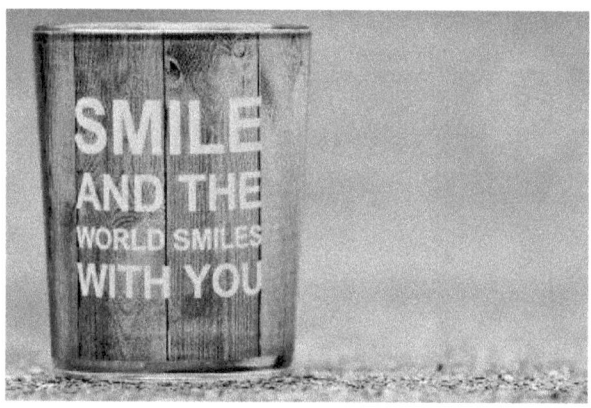

3. कार्बोहाइड्रेट वजन घटाने में मदद कर सकते हैं

अपने घुलनशील फाइबर का सेवन बढ़ाना वजन घटाने का एक शानदार तरीका है। कई कार्बोहाइड्रेट में अपचनीय आहार फाइबर होता है, जो एक जटिल कार्बोहाइड्रेट है जो धीरे-धीरे पचता है। घुलनशील फाइबर पानी में घुल जाता है और एक जेल में परिवर्तित हो जाता है जो

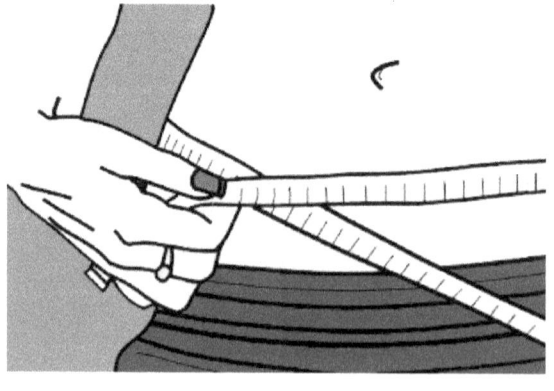

अधिक धीरे-धीरे पचता है, जिससे आप लंबे समय तक भरा हुआ महसूस करते हैं। यह भूख पर अंकुश लगाने में मदद करता है और आप कम कैलोरी का सेवन करते हैं। नतीजतन, आप अधिक वजन कम करते हैं। कब्ज से बचने के लिए घुलनशील फाइबर युक्त खाद्य पदार्थों के साथ पर्याप्त पानी पीना सुनिश्चित हैं।

4. कार्बोहाइड्रेट आपके दिल के लिए अच्छा है

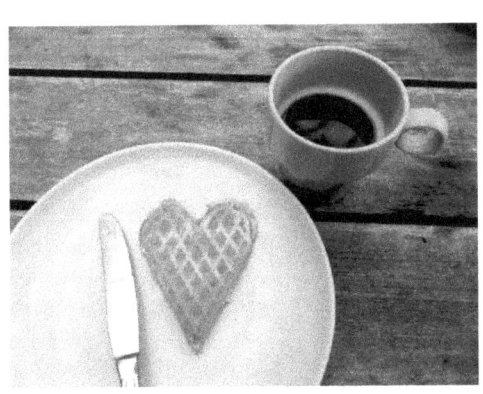

शोध बताते हैं कि प्रतिदिन 5 से 10 ग्राम तक अपने घुलनशील फाइबर के सेवन (कार्बोहाइड्रेट-युक्त खाद्य पदार्थ जैसे ओटमील और बीन्स में पाए जाने वाले फाइबर) को बढ़ाने से "खराब" एलडीएल कोलेस्ट्रॉल में 5 प्रतिशत की गिरावट हो सकती है। वे लोग जो अधिक साबुत अनाज खाते हैं (ब्राउन राइस, दलिया और क्विनोआ), उनमें एलडीएल कोलेस्ट्रॉल कम होता है और "अच्छा" एचडीएल कोलेस्ट्रॉल उच्च होता है।

5. बेहतर नींद के पैटर्न के लिए

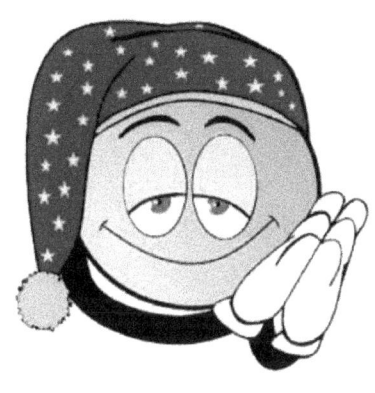

धीमी गति से पचने वाले कार्बोहाइड्रेट युक्त खाद्य पदार्थ सेरोटोनिन रिलीज को बढ़ाते हैं और आरामदायक नींद में योगदान करते हैं। सेरोटोनिन न केवल एक मूड-अच्छा करने वाला न्यूरोट्रांसमीटर है, वास्तव में, यह एक आरामदायक नींद का अनुभव सुनिश्चित करने में भी मदद करता है। जब आपके आहार में कार्बोहाइड्रेट कम होता है, तो आपके शरीर को सेरोटोनिन को बनाने में कठिनाई होती है, जिसके परिणामस्वरूप अनिद्रा होती है। यही कारण

है भले ही कि दूध कार्बोहाइड्रेट का सबसे अच्छा स्रोत नहीं है फिर भी रात को एक गिलास गर्म दूध पीना आरामदायक नींद के लिए अच्छा माना जाता है।

6. कैंसर के खतरे को कम करने के लिए

यह बहुत कुछ इस पर निर्भर करता है कि आप किस कार्बोहाइड्रेट को चुनते हैं। ज्यादातर लोग कार्बोहाइड्रेट के विकल्पों पर विचार करते समय आलू के बारे में सोचते हैं, वास्तव में, कार्बोहाइड्रेट के कई और विकल्प हैं जो शायद आपके दिमाग में कभी आये ही नहीं होंगे। उदाहरण के लिए, प्याज, टमाटर, शिमला मिर्च, और सैकड़ों सब्जियाँ, इन सभी को मूल रूप से कार्बोहाइड्रेट माना जाता है, भले ही वे एक दूसरे से बहुत अलग हैं। ये वो कार्बोहाइड्रेट हैं जो आपको खाने चाहिए। ये एंटीऑक्सिडेंट से भरे हुए हैं और असामान्य सेलुलर विकास का मुकाबला करने में मदद करते हैं। इन खाद्य पदार्थों की उच्च फाइबर प्रकृति अपशिष्ट और कोलेस्ट्रॉल को शरीर से निकालने में मदद करती है। ये पौष्टिक कार्बोहाइड्रेट खाद्य पदार्थ प्रारंभिक अवस्था के कैंसर से भी लड़ते हैं। कोशिकाओं को अपने प्राथमिक ईंधन स्रोत के रूप में ग्लूकोज की आवश्यकता होती है। कार्बोहाइड्रेट जैसे खाद्य पदार्थों का सेवन जो बहुत धीरे-धीरे ग्लूकोज में परिवर्तित होते हैं, कैंसर कोशिकाओं के लिए पोषक तत्वों की आपूर्ति को कम करते हैं जिससे कोशिका मृत्यु या एपोप्टोसिस होता है और कैंसर नहीं फैलता है।

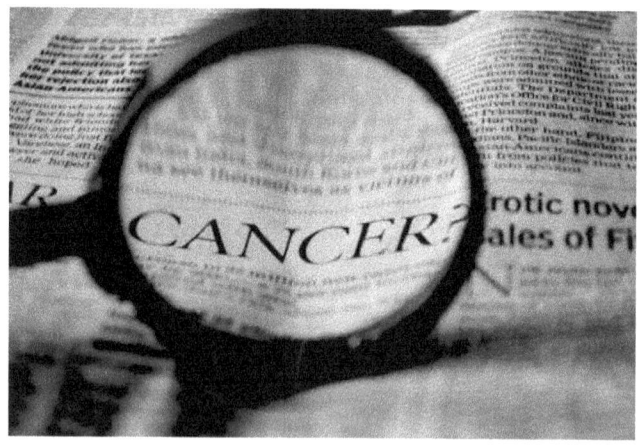

7. बेहतर पाचन

फाइबर युक्त कार्बोहाइड्रेट का पर्याप्त सेवन करने से पाचन समस्याएँ, जैसे कब्ज और अपच को रोकने में मदद मिलती है। अघुलनशील फाइबर एक प्रकार का फाइबर है जो पाचन के दौरान टूटता नहीं है, यह आपके पाचन तंत्र के साथ अन्य भोजन को धक्का देता है और पाचन प्रक्रिया को तेज करता है। यह आपके मल में बल्क भी जोड़ता है, जिससे मल त्याग करना आसान हो जाता है। कार्बोहाइड्रेट के पर्याप्त सेवन के बिना आपको अपने पाचन तंत्र को नियमित रखने के लिए पर्याप्त फाइबर नहीं मिल सकता है।

नोट: **बीमारी से बचने और इन्हें नियंत्रित करने के लिए खाएँ** पुस्तक में पढ़िए कि कैसे हाई ब्लड प्रेशर को प्राकृतिक रूप से रोका जा सकता है।

8. ब्लड प्रेशर में सुधार

हाई ब्लड प्रेशर (हाई ब्लड प्रेशर) स्ट्रोक और हृदय रोग के लिए सबसे मजबूत ज्ञात जोखिम कारकों में से एक है। इसलिए रक्तचाप कम करना हृदय रोग के जोखिम को कम करने के लिए एक बहुत महत्वपूर्ण कदम माना जाता है। अध्ययनों से संकेत मिलता है कि कार्बोहाइड्रेट से भरपूर आहार से अधिक वजन वाले या मोटे व्यक्तियों में ब्लड प्रेशर कम होता है।

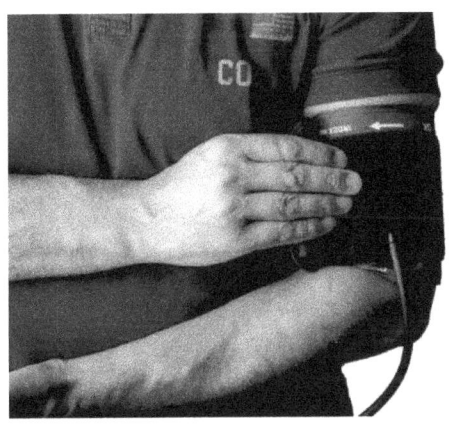

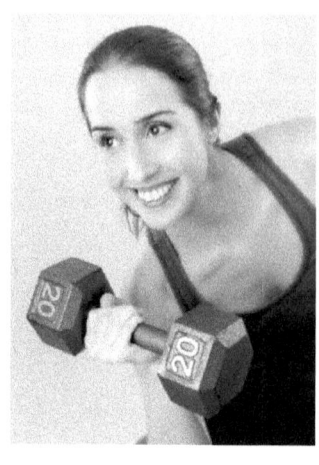

9. बेहतर एनर्जी लेवल

कार्बोहाइड्रेट शरीर का प्राथमिक ऊर्जा स्रोत है, क्योंकि यह अंततः ग्लूकोज में परिवर्तित हो जाता है जो हमारे शरीर में उपयोग की जाने वाली ऊर्जा मुद्रा - एटीपी के उत्पादन के लिए आवश्यक है। यदि आप सुस्त महसूस कर रहे हैं तो आमतौर पर उच्च गुणवत्ता वाले कार्बोहाइड्रेट का भोजन करें यह आप में जोश भरने के लिए पर्याप्त है।

10. आपका जीवनकाल बढ़ाने के लिए

कार्बोहाइड्रेट युक्त खाद्य पदार्थ दो एनाबॉलिक हार्मोन, इंसुलिन और इंसुलिन की तरह मॉलिक्युलर स्ट्रक्चर वाले ग्रोथ फैक्टर 1 (IGF-1) के उत्पादन को प्रोत्साहित करते हैं। IGF-1 सेल की रिकवरी में सहायक है। ये आपके कोशिकीय उम्र को बेहतर बनाए रखने में मदद करते हैं। कार्बोहाइड्रेट ग्रोथ हार्मोन और प्रमुख एंटी-एजिंग हार्मोन के उत्पादन को भी प्रोत्साहित करते हैं।

निष्कर्ष

कार्बोहाइड्रेट के कई स्वास्थ्य लाभ हैं, पर ध्यान रखे की आप इन्हें मॉडरेशन में खाएँ। हालांकि कार्बोहाइड्रेट वाले भोजन समूह शरीर के लिए आवश्यक विटामिन और खनिज प्रदान करते हैं, लेकिन किसी भी खाद्य समूह को अधिक मात्रा में खाने से वजन बढ़ सकता है। अपने चिकित्सक के साथ परामर्श करने से आपको अपने स्वास्थ्य लक्ष्यों और मौजूदा स्वास्थ्य स्थितियों के आधार पर कार्बोहाइड्रेट की मात्रा निर्धारित करने में मदद मिल सकती है।

अध्याय 8

10 हेल्थी कार्बोहाइड्रेट जो आपको स्वास्थ्य और पोषण संबंधी लाभों के लिए जरूर खाने चाहिए

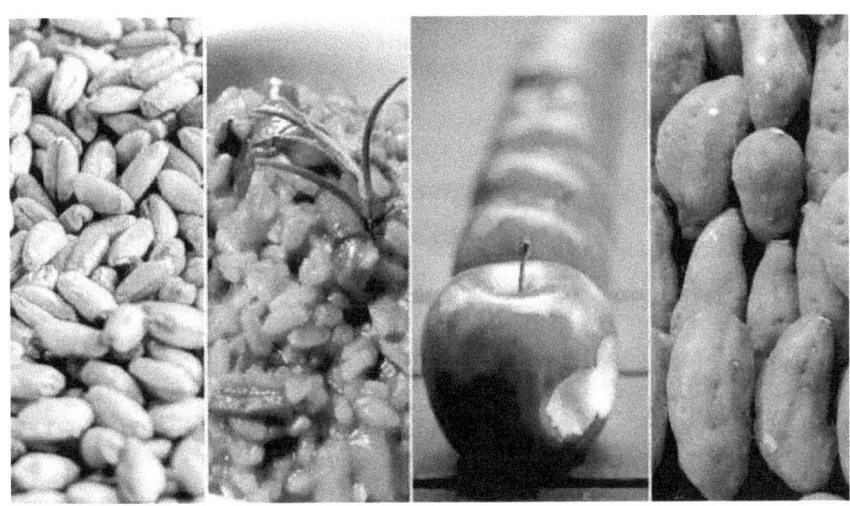

कार्बोहाइड्रेट/कार्बोहाइड्रेट्स क्या हैं?

कार्बोहाइड्रेट्स प्रोटीन और फैट के साथ तीन मैक्रोन्यूट्रिएंट्स में से एक है - जो आपके शरीर को रोजाना चाहिए।

सरल कार्बोहाइड्रेट्स वो कार्बोहाइड्रेट्स होते हैं जिनमें एकल मोनोसैकराइड यूनिट होती है। वे शरीर द्वारा ऊर्जा के रूप में उपयोग किए जाने के लिए जल्दी से टूट जाते हैं। वे प्राकृतिक खाद्य स्रोतों जैसे दूध, दूध उत्पादों, फलों और सब्जियों में पाए जाते हैं।

कॉम्प्लेक्स कार्बोहाइड्रेट्स पॉलीसेकेराइड होते हैं जो हजारों मोनोसेकेराइड यूनिट की जटिल श्रृंखलाओं से बने होते हैं। कॉम्प्लेक्स कार्बोहाइड्रेट्स धीरे-धीरे पचते हैं और शरीर में अब्सॉर्ब होने में समय लेते हैं। वे साबुत अनाज, लेग्यूम्स और स्टार्च युक्त सब्जियों जैसे आलू में पाए जाते हैं।

कार्बोहाइड्रेट क्यों महत्वपूर्ण हैं?

कार्बोहाइड्रेट्स का मुख्य कार्य शरीर और मस्तिष्क को ऊर्जा प्रदान करना है। कार्बोहाइड्रेट्स मस्तिष्क की शक्ति में सुधार करते हैं, कैंसर के जोखिम को कम करते हैं, पाचन और नींद के पैटर्न में सुधार करते हैं।

नीचे 10 उच्च गुणवत्ता वाले कार्बोहाइड्रेट की सूची दी गई है जो आपको स्वास्थ्य और पोषण लाभों के लिए जरूर खाने चाहिए:

1. साबुत गेहूँ

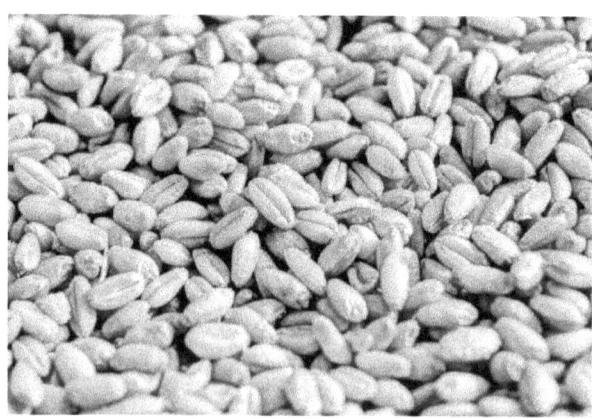

अस्वास्थ्यकर रिफाइंड गेहूँ में से चोकर (ब्रान) और जर्म को हटाने के लिए इन्हें प्रॉसेस किया जाता है, जिसमे केवल एंडोस्पर्म बचता है, जबकि साबुत गेहूँ में -

चोकर, जर्म, और एंडोस्पर्म तीनो लेयर मौजूद रहती है जो इसे अत्यधिक पौष्टिक बनाती है।

ग्लूटेन प्रोटीन का एक समूह है जो गेहूँ के एंडोस्पर्म लेयर में स्टार्च के साथ होता है, चुकि रिफाइंड गेहूँ या मैदे में केवल एंडोस्पर्म होता है, उनमें ग्लूटेन काफी अधिक होता है। तीन कप साबुत गेहूँ के आटे में मौजूद ग्लूटेन की मात्रा मैदे के एक कप में मौजूद ग्लूटेन के बराबर होती है।

साबुत गेहूँ विटामिन बी 6, फाइबर, आयरन, कैल्शियम, पोटेशियम, मैग्नीशियम आदि का एक समृद्ध स्रोत है। साबुत गेहूँ में बहुत सारे काम्प्लेक्स कार्बोहाइड्रेट्स होते हैं, जो निरंतर ऊर्जा देते हैं। साबुत गेहूँ में मिला चोकर फाइबर प्रदान करता है जो रक्त कोलेस्ट्रॉल के स्तर को कम करके हृदय रोग के ख़तरे को कम करता है।

100 ग्राम साबुत गेहूँ के आटे में कुल 72 ग्राम कार्बोहाइड्रेट होता है, जिसमें से 11 ग्राम फाइबर होता है।

2. ब्राउन राइस

ब्राउन राइस साबुत अनाज वाला चावल है जिसमें से केवल हस्क (सबसे बाहरी परत) हटाया जाता है, वही सफेद चावल में हस्क के साथ ब्रान (चोकर) और जर्म (हस्क के नीचे वाली परत) को भी हटा दिया जाता है, जिससे सिर्फ स्टार्ची एंडोस्पर्म बचता है। कई विटामिन और मिनरल इस निष्कासन और आगे की पॉलिशिंग प्रक्रिया में नष्ट हो जाते हैं।

ब्राउन राइस विटामिन बी 1, बी 2, बी 6, मैग्नीशियम, सेलेनियम और फास्फोरस का एक अच्छा स्रोत है और फाइबर में उच्च है। ब्राउन राइस को कम ग्लाइसेमिक इंडेक्स फूड माना जाता है क्योंकि यह धीरे-धीरे पचता है, जिससे ब्लड शुगर लेवल में कम बदलाव होता है। ब्राउन राइस में पाए जाने वाला घुलनशील फाइबर कोलेस्ट्रॉल के कणों से जुड़ जाता है और इसे शरीर से बाहर ले जाता है, जिससे समग्र कोलेस्ट्रॉल के स्तर को कम करने में मदद मिलती है और रक्त के थक्कों के गठन को रोकने में भी मदद मिलती है।

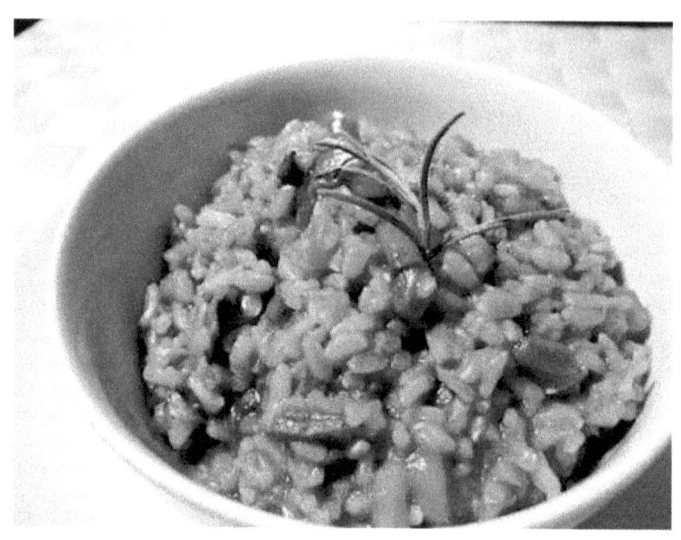

100 ग्राम कच्चे ब्राउन राइस में कुल 73 ग्राम कार्बोहाइड्रेट होता है, जिसमें से 3.52 ग्राम फाइबर होता है।

3. ओट्स

ओट ग्रोट्स ओट का साबुत रूप है, जिसमे सिर्फ बाहरी लेयर हल या हस्क (खाने के अयोग्य) निकाली जाती है और इसमें फाइबर से भरपूर चोकर (ब्रान) वाला हिस्सा और एंडोस्पर्म मौजूद होता है।

स्टील कट्स ओट्स बनाने के लिए, ओट ग्रोट्स को कई टुकड़ों काटा जाता है।

रोल्ड ओट्स के लिए, पहले ओट ग्रोट्स को भाप से नरम किया जाता है, फिर उसे समतल करने के लिए दबाया जाता है।

इंस्टेंट ओट्स के लिए, ओट ग्रोट्स को पहले पकाया जाता है फिर सुखाया जाता है, और फिर रोल्ड ओट्स की तुलना में थोड़ा ज्यादा पतला दबाया जाता है।

स्टील कट ओट्स में रोल्ड ओट्स की तुलना में फाइबर थोड़ा अधिक होता है, जबकि इंस्टेंट ओट्स सबसे प्रोसेस्ड किस्म हैं और इनका पोषण मूल्य काफी कम होता है। ओट ग्रॉटस सभी प्रकार के ओट्स में से सबसे स्वास्थ्यप्रद है। आप ओट्स ग्रॉटस को पीस कर ओट्स का आटा बना सकते है और इस आटे का उपयोग ब्रेड,

कुकीज और रोटी बनाने में कर सकते हैं।

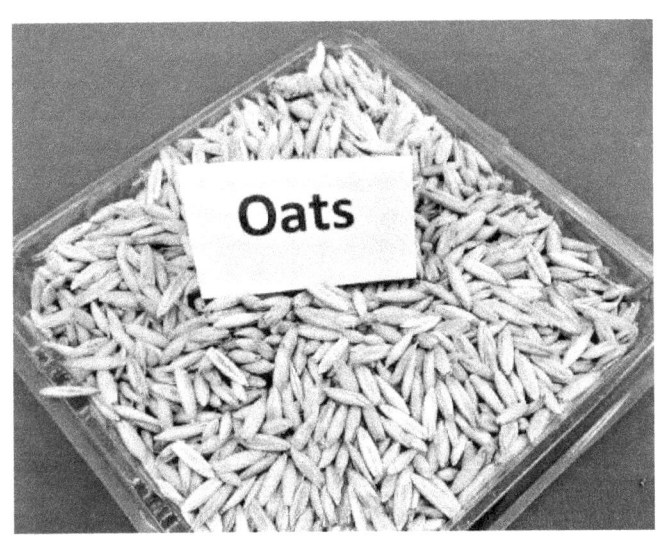

ओट ग्लूटेन-फ्री साबुत अनाज है और प्रोटीन, फाइबर, एंटीऑक्सिडेंट, विटामिन और मिनरल, विशेष रूप से मैंगनीज का एक उत्कृष्ट स्रोत है।

ओट पानी में घुलनशील फाइबर β-ग्लूकन का एक समृद्ध स्रोत है जो कोलेस्ट्रॉल को कम करके डायबिटीज़ का मैनेज करने में मदद करता है।

ओट से पाचन तंत्र में स्वस्थ बैक्टीरिया बढ़ते हैं जिससे हृदय रोग और टाइप 2 डायबिटीज़ से लड़ने में मदद मिलती है।

100 ग्राम ओट्स में कुल 66.3 ग्राम कार्बोहाइड्रेट होता है, जिसमें से 11 ग्राम फाइबर और 4 ग्राम घुलनशील β-ग्लूकन फाइबर होता है।

4. क्विनोआ

क्विनोआ बीज उत्पादक फूल वाला पौधा है। यह स्यूडोसेरियल है जिसका मतलब है कि गेहूँ और चावल के विपरीत, क्विनोआ एक घास नहीं है, फिर भी अनाज के समान ही उपयोग किया जाता है। क्विनोआ को खड़ा या पीस कर आटे की तरह भी उपयोग किया जा सकता है।

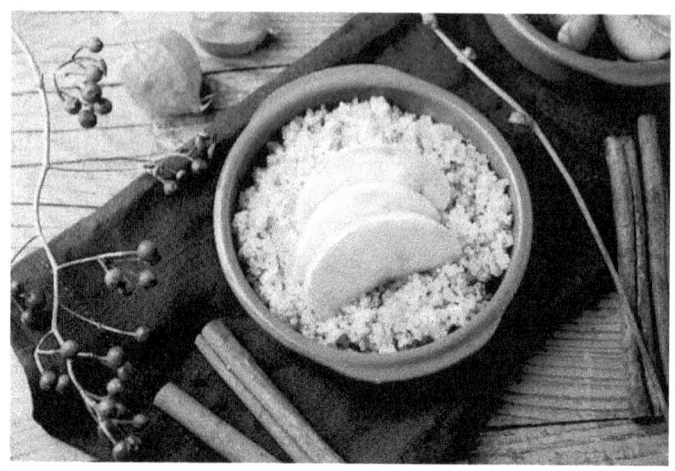

क्विनोआ कॉम्प्लेक्स कार्बोहाइड्रेट्स, अघुलनशील फाइबर और प्रोटीन में उच्च होता है, जो आपको देर तक तृप्त रखता है। इसमें कम्पलीट प्रोटीन होता है, इसका मतलब है कि इसमें सभी नौ आवश्यक अमीनो एसिड होते हैं। यह आयरन, मैग्नीशियम, कैल्शियम, पोटेशियम, बी विटामिन, विटामिन ई, फास्फोरस, विटामिन ई और एंटीऑक्सिडेंट में भी उच्च है।

क्विनोआ ग्लूटेन फ्री होता है, इसलिए ग्लूटेन इन्टॉलरेंट लोग अपनी दैनिक रेकमेंडेड कार्बोहाइड्रेट आवश्यकता को पूरा करने के लिए क्विनोआ खा सकते हैं।

क्विनोआ शरीर के तापमान को नियंत्रित करता है, एंजाइम गतिविधि को सक्रिय करता है और इसमें एंटी-इंफ्लेमेटरी गुण होते हैं।

100 ग्राम कच्चे क्विनोआ में 64.2 ग्राम काम्प्लेक्स कार्बोहाइड्रेट होता है, जिसमें से 7 ग्राम फाइबर होता है।

5. शकरकंद

शकरकंद काम्प्लेक्स कार्बोहाइड्रेट और फाइबर का उत्कृष्ट श्रोत है। इनमें विटामिन सी, विटामिन बी5 और विटामिन बी6 जैसे विटामिन और आयरन, कैल्शियम, सेलेनियम और मैंगनीज जैसे मिनरल होते हैं। शकरकंद के प्रमुख स्वास्थ्य लाभों में से एक यह है कि इसमें बीटा-कैरोटीन की मात्रा अधिक होती है। बीटा-कैरोटीन एक एंटीऑक्सिडेंट है जो शरीर में विटामिन ए में परिवर्तित हो जाता है।

शकरकंद शरीर में फ्री रेडिकल्स से लड़ कर कैंसर से बचाता है, प्रतिरक्षा प्रणाली का मजबूत बनाता है और दृष्टि को स्वस्थ बनाये रखता है ।

100 ग्राम शकरकंद में 20 ग्राम काम्प्लेक्स कार्बोहाइड्रेट होते हैं, जिनमें से 3 ग्राम आहार फाइबर होता है।

6. उबले आलू

उबले आलू में बेक्ड आलू की तुलना में कम ग्लाइसेमिक स्कोर होता है। कम ग्लाइसेमिक स्कोर के कारण, हमारा शरीर उबले हुए आलू को अधिक धीरे-धीरे पचाता है और हमें लंबे समय तक भरा हुआ महसूस होता है।

छिलके के साथ उबले हुए आलू में संतृप्त फैट और सोडियम बहुत कम होता है और कोलेस्ट्रॉल शून्य होता है।

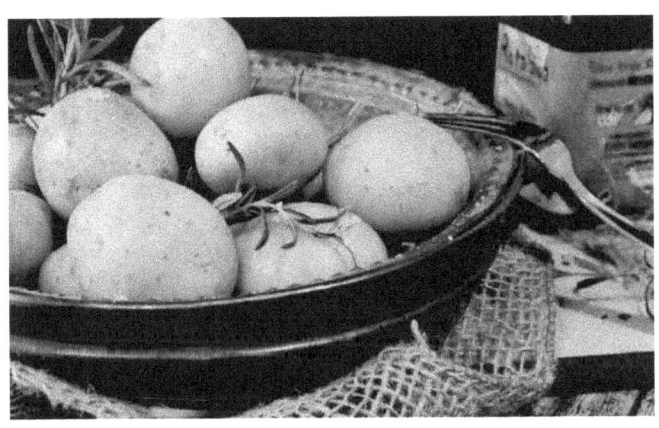

एक बड़ा बिना छिला हुआ उबला आलू बी-कॉम्प्लेक्स विटामिन से भरपूर होता है। एक उबला आलू विटामिन बी 6 के दैनिक रेकमेंडेड सेवन का आधे से अधिक प्रदान करता है। यह विटामिन सी, पोटेशियम और कॉपर का भी एक अच्छा स्रोत है।

आलुओं रेसिस्टेंट स्टार्च होता है जो आंत में अधिक अच्छे बैक्टीरिया और कम बुरे बैक्टीरिया बनाकर आंत के स्वास्थ्य में सुधार करता है। इसके अलावा, उबले आलू ग्लूटेन फ्री होते हैं।

100 ग्राम उबले आलुओं में कुल 20 ग्राम कार्बोहाइड्रेट होते हैं, जिसमें से 1.6 ग्राम फाइबर होता है।

7. सेब

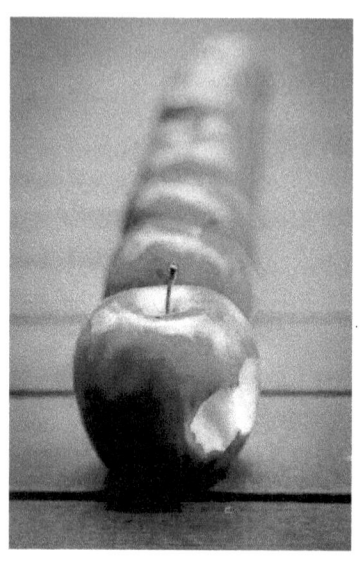

सेब की पुरे स्वास्थ्य लाभों के लिए सेब को पूरा, बिना छिलका निकाले खाएँ। सेब में बहुत फाइबर होता है। सेब में मौजूद घुलनशील फाइबर वजन घटाने में और आंत के स्वास्थ्य को बढ़ावा देने में मदद मिलती है।

1 मध्यम आकार के सेब में 95 कैलोरी होती है, एक सेब को पचाने में 150 कैलोरी लगती है। इसका मतलब है कि आप एक सेब खाकर अतिरिक्त 50 कैलोरी जलाते हैं।

सेब फ्लेवोनोइड्स में अत्यधिक समृद्ध होते हैं जो कि एक महत्वपूर्ण ऐंटीआक्सिडंट है। सेब में मौजूद फाइटोन्यूट्रिएंट्स और एंटीऑक्सिडेंट डायबिटीज़, हाई ब्लड प्रेशर, हृदय रोग और कैंसर के विकास के जोखिम को कम करने में मदद करते हैं।

सेब के अन्य स्वास्थ्य लाभों में पेट और लिवर की बीमारियों के रोकथाम, एनीमिया, गॉलब्लेडर की पथरी और कब्ज से बचाव शामिल है।

100 ग्राम सेब में कुल 14 ग्राम कार्बोहाइड्रेट होते हैं, जिनमें से 2.4 ग्राम फाइबर होता है।

8. केले

केले में पोटेशियम की उच्च मात्रा होती है। पोटेशियम हृदय स्वास्थ्य को बढ़ावा देता है। इन्हें खाने से निम्न रक्तचाप और कैंसर और अस्थमा के जोखिम को कम करने में मदद मिलती है। केले फाइबर, कैल्शियम, विटामिन बी 6, विटामिन सी, और विभिन्न एंटीऑक्सिडेंट और फाइटोन्यूट्रिएंट्स से भरपूर होते हैं। कच्चे केले में रेसिस्टेंट स्टार्च में उच्च होते हैं जो आंत के स्वास्थ्य को बढ़ावा देते हैं।

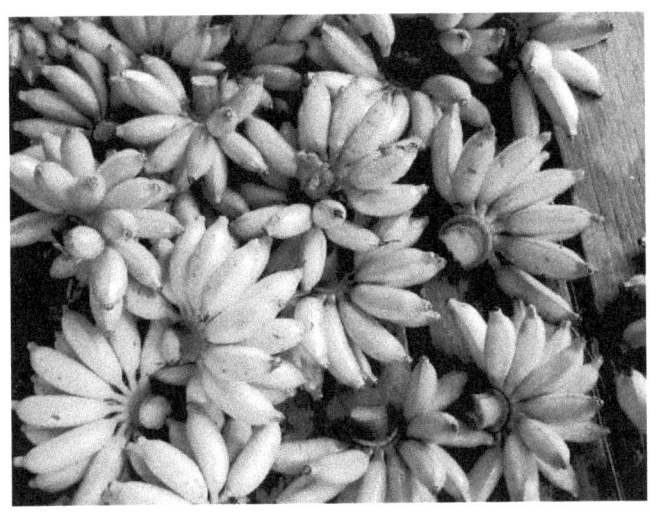

केले का ग्लाइसेमिक इंडेक्स कम होता है। अधिक आयरन होने के कारण, एनीमिया से पीड़ित लोगों के लिए केले अच्छे होते हैं। केले में अच्छी मात्रा में मैग्नीशियम होता है, जिसे अच्छी नींद के लिए जाना जाता है।

100 ग्राम केले में 23 ग्राम कार्बोहाइड्रेट होते हैं, जिसमें से 2.6 ग्राम फाइबर होता है।

9. सफ़ेद चने (छोले)

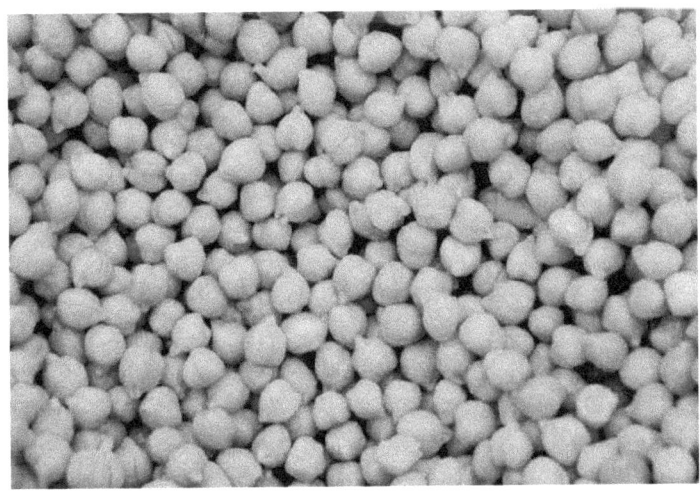

सफ़ेद चने काम्प्लेक्स कार्बोहाइड्रेट में उच्च होते हैं जो आपको लंबे समय तक तृप्त महसूस कराते हैं क्योंकि वे धीरे-धीरे पचते हैं। छोले में पाया जाने वाला स्टार्च धीरे-धीरे पचता है और रक्त शर्करा के स्तर को स्थिर रखता है। सफ़ेद चनों में प्रोटीन अधिक होता है जो वजन कम करने में मदद करता है। छोले में मौजूद फाइबर पाचन तंत्र के माध्यम से आगे बढ़ते हुए पानी को अब्सॉर्ब करते हैं और विषाक्त पदार्थों और अपशिष्ट के साथ जुड़ कर मल बनाते हैं और अपने साथ विषाक्त पदार्थों और अपशिष्ट को भी शरीर से बाहर निकाल देते हैं।

छोले एसेंशियल विटामिन बी कॉम्प्लेक्स (बी1, बी2, बी3, बी6, बी12), विटामिन ए, विटामिन सी, और विटामिन के, एंटीऑक्सिडेंट और मिनरल जैसे आयरन, मैग्नीशियम, ज़िंक, फॉस्फोरस और फोलेट, का एक समृद्ध स्रोत है।

100 ग्राम छोले में 61 ग्राम कुल कार्बोहाइड्रेट होते हैं, जिसमें से 17 ग्राम फाइबर होता है।

10. राजमा

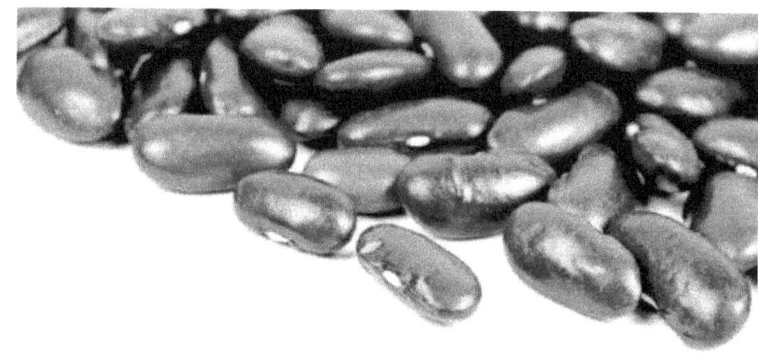

राजमा में घुलनशील और अघुलनशील फाइबर दोनों होते हैं, जो आपके पाचन तंत्र को सुचारू रूप से चालू रखते हैं। घुलनशील फाइबर आंत में कोलेस्ट्रॉल से बंध जाते हैं और इसे शरीर से निकाल देते हैं और अघुलनशील फाइबर मल में बल्क देते है और कब्ज को रोकते हैं।

इनमें स्लो कार्बोहाइड्रेट्स होते हैं, जिसका अर्थ है कि कार्बोहाइड्रेट्स धीरे-धीरे टूटते हैं और धीरे-धीरे आंत से अब्सॉर्ब होते हैं जो रक्त शर्करा की अचानक से वृद्धि को रोकता है। राजमा में पाए जाने वाले एंटीऑक्सीडेंट कैंसर से लड़ने में मदद करते हैं। इसके अतिरिक्त, राजमा में मौजूद कैल्शियम और मैग्नीशियम ऑस्टियोपोरोसिस को रोकते हैं और हड्डियों को मजबूत बनाते हैं। राजमा पौधे पर आधारित प्रोटीन के सबसे समृद्ध स्रोतों में से एक हैं और मांसपेशियों को बढ़ाते हैं।

100 ग्राम राज्मा में कुल कार्बोहाइड्रेट का 6 ग्राम होता है, जिसमें से 25 ग्राम फाइबर होता है।

निष्कर्ष

उच्च गुणवत्ता वाले कार्बोहाइड्रेट्स से भरपूर भोजन के स्वास्थ्य लाभ अनगिनत हैं। कुकीज़, डोनट्स जैसे रिफाइंड प्रोसेस्ड कार्बोहाइड्रेट हेल्थी कार्बोहाइड्रेट नहीं होते हैं। रेकमेंडेड दैनिक कार्बोहाइड्रेट सेवन को पूरा करने के लिए आपको रिफाइंड कार्बोहाइड्रेट पर निर्भर नहीं होना चाहिए। स्वस्थ जीवन के लिए अपने आहार में उच्च गुणवत्ता वाले कार्बोहाइड्रेट्स शामिल करें। लो कार्बोहाइड्रेट आहार में ऑस्टियोपोरोसिस और कैंसर की घटनाओं के संभावित जोखिम होते हैं। लेकिन इस बात को ध्यान में रखना चाहिए कि अधिक मात्रा में कार्बोहाइड्रेट खाने से वजन बढ़ सकता है इसलिए इन्हें संयम से खाएँ।

निवारक उपाय

शाकाहारी खाद्य पदार्थ आपको कई बीमारियों से बचा सकते हैं, यह आपके जीवन में मूल्यवान और स्वस्थ वर्ष सकते हैं, हालांकि, कुछ आवश्यक पोषक तत्व पौधे-आधारित शाकाहारी भोजन में कम मात्रा में पाए जाते हैं, लेकिन फिर भी ऐसा कोई भी आवश्यक पोषक तत्व नहीं है जो शाकाहारी भोजन से नहीं मिल सकता। सामान्य तौर पर, शाकाहारियों के आहार में 60-70% कार्बोहाइड्रेट्स होता है और प्रोटीन की मात्रा मांसाहारियों की तुलना में शाकाहारियों में कम होती है, जो कई बार प्रोटीन की कमी का कारण बनता है। इसलिए, शाकाहारी होने के नाते आपको अपने आहार में प्रतिदिन पर्याप्त मात्रा में प्रोटीन का सेवन करना चाहिए, आप इस पुस्तक के अध्याय 4 में प्रोटीन युक्त खाद्य पदार्थों की सूची पा सकते हैं।

अन्य स्वास्थ्य मुद्दे जिनका शाकाहारी सामना करते हैं

आयरन की कमी से एनीमिया

विटामिन बी 12 की कमी

सौभाग्य से, इन स्थितियों से बचाव के लिए आपको चिकित्सक शुल्क की आवश्यकता नहीं है। यहां तक कि, इन स्थितियों से बचाव के लिए फैंसी महंगे खाद्य पदार्थों की भी आवश्यकता नहीं है, आप इन्हें खाने की स्मार्ट आदतों से रोक सकते हैं। बस आपको अपने आहार में कुछ साधारण खाद्य पदार्थों को शामिल करने की आवश्यकता है और आप अंदर और बाहर दोनों से फिट रहेंगे। आइए एक-एक करके दोनों स्थितियों पर विस्तार से चर्चा करते हैं।

अध्याय 9

एनीमिया से छुटकारा पाने के लिए 10 पावर फूड्स

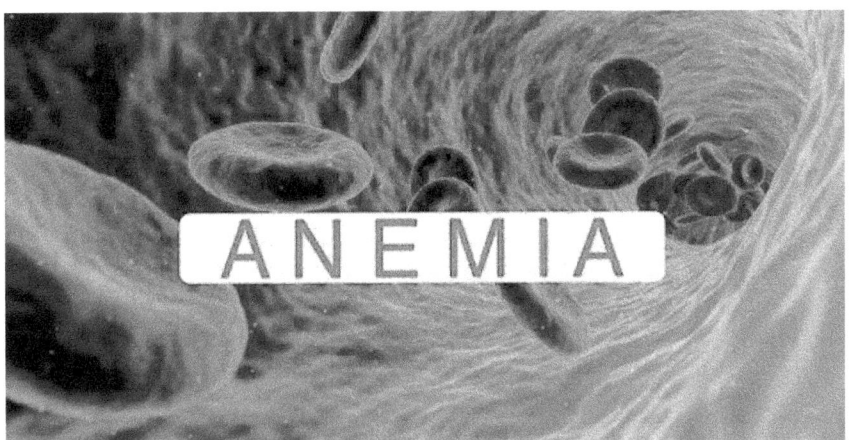

एनीमिया क्या है?

आयरन डेफिशियेंसी एनीमिया एक सामान्य प्रकार का एनीमिया है जो कि एक ऐसी स्थिति है जिसमें रक्त में लाल कोशिकाओं या हीमोग्लोबिन की कमी होती है।

जैसा कि नाम से ही स्पष्ट है कि शरीर में आयरन की कमी के कारण एनीमिया होता है। हीमोग्लोबिन लाल रक्त कोशिकाओं का मुख्य हिस्सा है और ऑक्सीजन को बांधता है। रक्त में मौजूद हीमोग्लोबिन ऑक्सीजन को फेफड़ों और शरीर के बाकी

हिस्सों में पहुँचाता है। पर्याप्त आयरन के बिना शरीर लाल रक्त कोशिकाओं में हीमोग्लोबिन का पर्याप्त उत्पादन नहीं कर सकता है।

एनीमिया के कारण

आयरन की कमी पोषण संबंधी कमियों में से एक है और वैश्विक रूप से एनीमिया का सबसे आम कारण है, लेकिन अन्य स्थितियाँ भी, जैसे फोलेट, विटामिन बी 12 और विटामिन ए की कमी, सभी एनीमिया का कारण बन सकती हैं।

खराब आहार, हैवी पीरियड्स के माध्यम से खून की कमी, इंफ्लामेटरी बॉवेल रोग और गर्भावस्था के दौरान बढ़ती आवश्यकताएँ एनीमिया का कारण बनती हैं।

एनीमिया के लक्षण

आयरन की कमी से होने वाले एनीमिया के लक्षण:

- थकान
- सिर चकराना
- ठंडे हाथ और पैर
- कमजोरी
- पीली त्वचा
- अनियमित दिल की धड़कन
- सांस की तकलीफ, खासकर व्यायाम करते समय

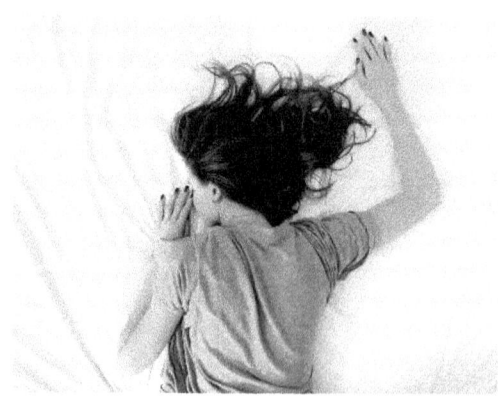

आयरन से भरपूर उचित आहार आपको एनीमिया से छुटकारा दिला सकता है।

हीम आयरन और नॉन-हीम आयरन

आहार आयरन के दो रूप हैं हीम आयरन और नॉन-हीम आयरन:

हीम आयरन एक प्रकार का आयरन है जो पशु प्रोटीन जैसे समुद्री भोजन, मांस, मुर्गी और मछली से मिलता है।

पौधों से मिलने वाले आयरन को नॉन-हीम आयरन के रूप में जाना जाता है और यह पौधों पर आधारित खाद्य पदार्थों जैसे अनाज, फल, बीन्स, सब्जियाँ, और मेवों में, साथ ही ओट्स जैसे आयरन-फोर्टीफाइड खाद्य पदार्थों में पाया जाता है।

विटामिन सी आपके पेट की आयरन अब्सॉर्ब करने में मदद करता है। आयरन के अब्सॉर्प्शन को बढ़ाने के लिए नॉन-हीम आयरन के खाद्य पदार्थों का विटामिन सी (उदाहरण के लिए, एक गिलास नींबू का रस, संतरा, जामुन, कीवी, टमाटर और शिमला मिर्च) के साथ सेवन करें।

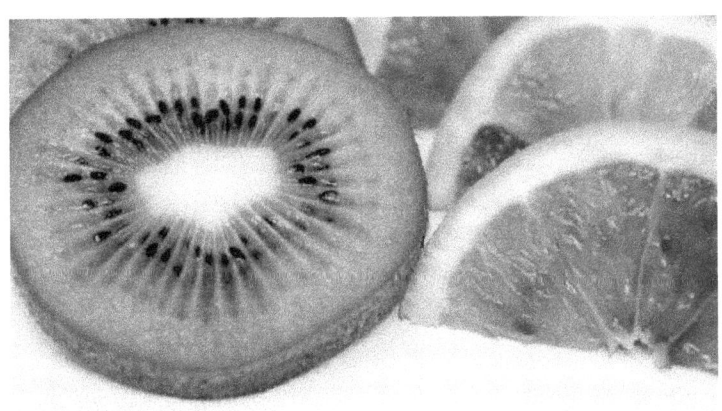

जैसा कि यह एक शाकाहारी क्षेत्र है हम शाकाहारी विकल्पों पर विस्तार से चर्चा करेंगे।

नीचे एनीमिया से छुटकारा पाने के लिए 10 पवार फूड्स की सूची दी गई है:

1. पालक

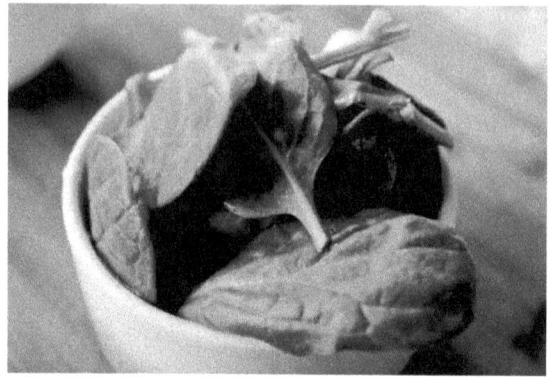

पालक आयरन, बीटा-कैरोटीन, कैल्शियम, विटामिन बी 9, सी और फाइबर से भरपूर होता है। पालक के नियमित सेवन से एनीमिया को रोका जा सकता है। पालक रेड मीट से बहुत बेहतर है क्योंकि यह कम कैलोरी प्रदान करता है और फैट और कोलेस्ट्रॉल फ्री होता है। इसके स्वास्थ्य लाभों का अधिक से अधिक लाभ उठाने के लिए अपने दैनिक आहार में पालक को शामिल करें। अब्सॉर्प्शन को बेहतर बनाने के लिए पालक के साथ विटामिन-सी से भरपूर खाद्य पदार्थ जैसे कि खट्टे फल मिलाएँ।

2. चुकंदर

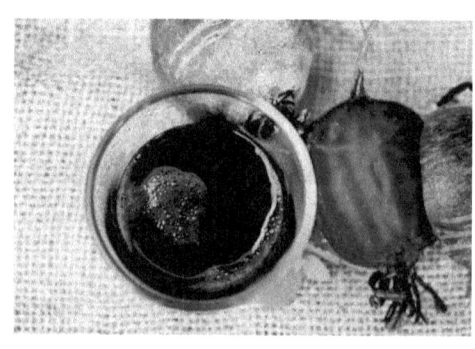

चुकंदर आयरन और विटामिन सी से भरा होता है, जिसे एनीमिया के लिए अच्छा माना जाता है। चुकंदर शरीर में लाल रक्त कोशिकाओं की मरम्मत और उन्हें पुन: सक्रिय करने में मदद करता है। एक बार सक्रिय होने के बाद, ऑक्सीजन आसानी से मांसपेशियों और शरीर के अन्य टिश्यूज़ तक पहुँचता है। अपने दैनिक आहार में किसी भी रूप में चुकंदर को शामिल करने से एनीमिया से आसानी से लड़ने में मदद मिलती है।

3. दाल

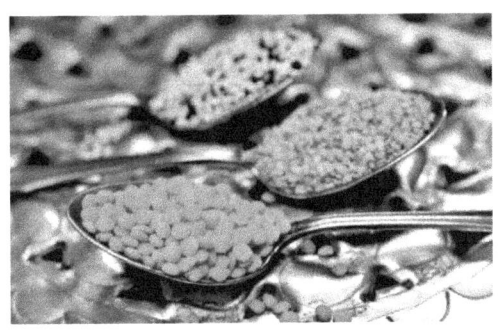

लेग्यूम्स-विशेष रूप से दालें एनीमिया को रोकने में काफ़ी असरदार हैं, क्योंकि सिर्फ आधे कप में आपके शरीर के लिए एक दिन में आवश्यक का लगभग 20% आयरन होता है। लेग्यूम्स फोलेट, मैग्नीशियम, पोटेशियम और फाइबर में भी उच्च होते हैं जो आपकी तृप्ति बढ़ाते हैं, कोलेस्ट्रॉल कम करने के साथ-साथ आपके रक्त शर्करा को स्थिर करने में मदद करते हैं और वजन घटाने में भी सहायक होते है।

4. शहद

शहद अत्यधिक स्वास्थ्य लाभों के साथ सबसे लोकप्रिय और व्यापक रूप से इस्तेमाल किया जाने वाला स्वीटनर है। शहद आयरन का एक समृद्ध स्रोत है। शहद आयरन, कॉपर और मैग्नीशियम के साथ आपके रक्त में हीमोग्लोबिन की मात्रा को बढ़ाता है, जिससे एनीमिया का इलाज होता है। सुबह खाली पेट एक नींबू के रस के साथ एक चम्मच शहद को एक गिलास गुनगुने पानी में मिला कर रोजाना पीने से एनीमिया से लड़ने में प्रभावी रूप से मदद मिलती है।

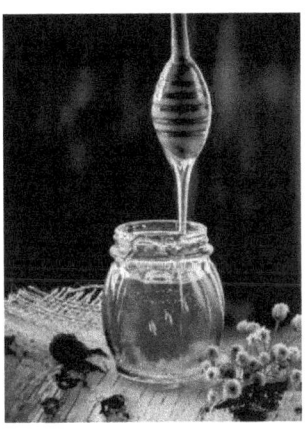

5. गुड़

किसी भी भोजन के साथ किसी भी रूप में गुड़ का नियमित सेवन एनीमिया से निपटने में मदद करता है। गुड़ अनरिफाइंड चीनी है, वास्तव में, यह चीनी का शुद्धतम रूप है और बिना किसी सिंथेटिक रसायन के फलों के रस के साथ लोहे के

बर्तन में तैयार किया जाता है। यह आयरन और फोलेट से भरपूर होता है जिससे एनीमिया को रोकने में मदद करता है। अदरक के रस के साथ गुड़ के नियमित सेवन से आयरन के बेहतर अब्सॉर्प्शन में मदद मिलती है।

6. सफेद चने

शाकाहारियों के लिए सफ़ेद चने आयरन का पॉवरहाउस है। ये फाइबर और प्रोटीन में उच्च होते हैं और इनमें कई महत्वपूर्ण विटामिन और मिनरल होते हैं।

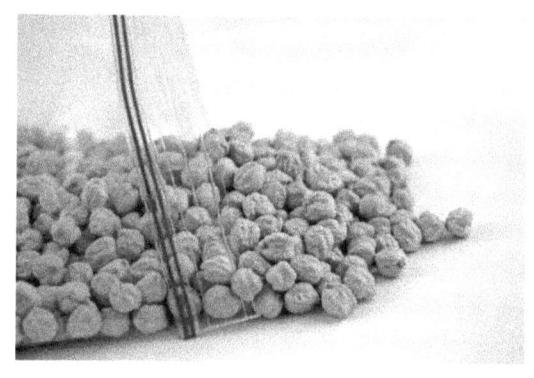

सफ़ेद चने आयरन, फोलेट और विटामिन सी से समृद्ध हैं, जो शरीर में हीमोग्लोबिन बनाने के लिए आवश्यक हैं। सफ़ेद चने की उच्च प्रोटीन और आयरन मात्रा इन्हें शाकाहारियों के लिए एक स्मार्ट विकल्प बनाती है। बेहतर आयरन अब्सॉर्प्शन के लिए हमस में नींबू का रस मिलाएँ।

7. कद्दू के बीज

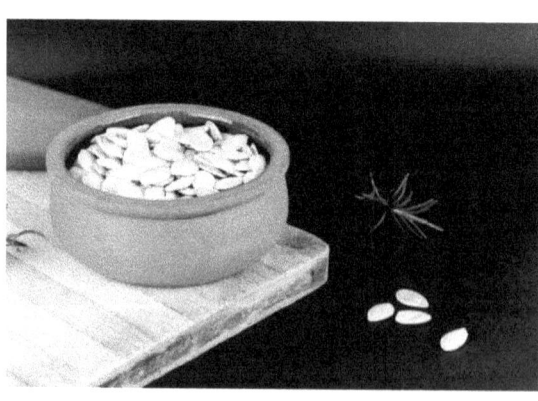

कद्दू के बीज आयरन, एंटीऑक्सिडेंट, जिंक, मैग्नीशियम और कई अन्य पोषक तत्वों से भरपूर होते हैं। हर दो दिनों में केवल एक मुट्ठी कद्दू के बीज इम्यून सिस्टम को मजबूत करने और एनीमिया को रोकने में मदद कर सकते हैं। ब्रेड, रोटी, दही, या सलाद टॉपिंग में भुने हुए कद्दू के बीज मिलाएँ।

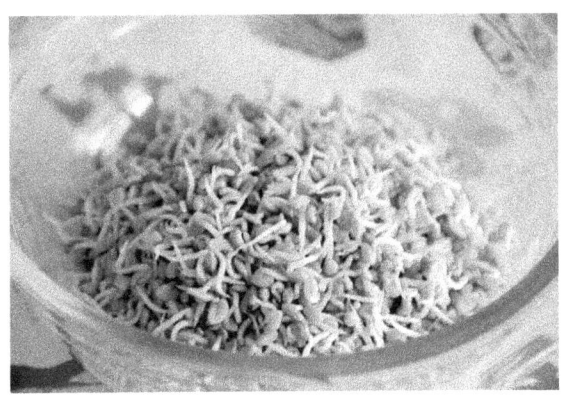

8. मेथी

आवश्यक अमीनो एसिड, आयरन, एस्कॉर्बेट और फोलेट के साथ प्रोटीन से भरपूर मेथी के दोनों में स्वास्थ्यप्रद पोषक गुण होते हैं। मेथी एनीमिया को रोकने और ठीक करने के साथ-साथ एक स्वस्थ जीवन बनाए रखने में मदद करती है। मेथी की पत्तियाँ रक्त बनाने में मदद करती हैं। मेथी आयरन से भरपूर होने के कारण एनीमिया का बहुमूल्य इलाज है।

9. सोयाबीन

सोयाबीन नॉन-हीम आयरन का एक प्रमुख स्रोत है। सोयाबीन फैट में कम और प्रोटीन और फाइबर में उच्च होता है जिससे एनीमिया से लड़ने में मदद मिलती है। सोयाबीन कॉपर जैसे महत्वपूर्ण मिनरल का एक उत्कृष्ट स्रोत है, जो हमारे रक्त वाहिकाओं और इम्म्यून सिस्टम को स्वस्थ रखने में मदद करता है। शरीर में कई रासायनिक प्रक्रियाओं में शामिल मैंगनीज का भी सोयाबीन एक अच्छा स्रोत है।

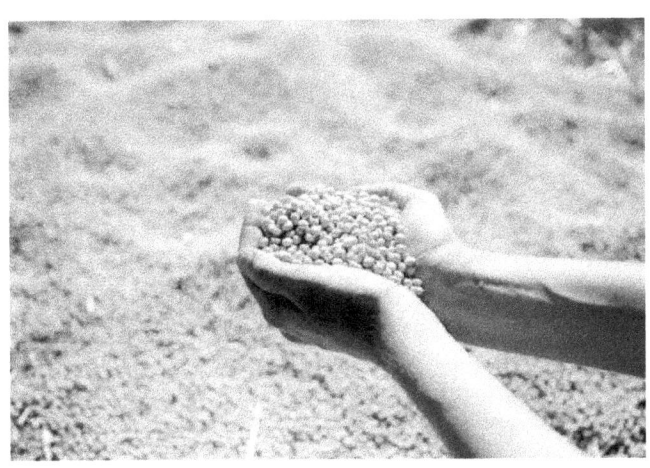

10. तिल

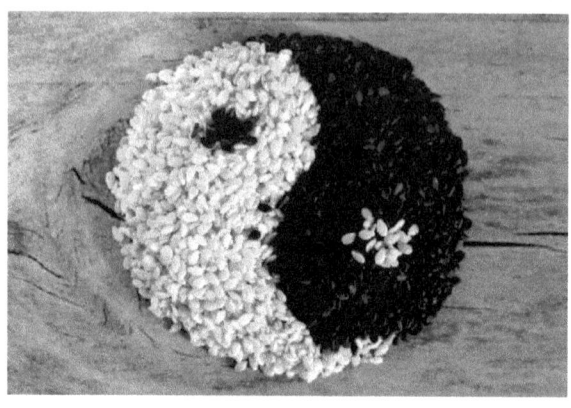

तिल में मौजूद आयरन इम्यून सिस्टम को ठीक से काम करने में मदद करता है और आयरन की कमी वाले एनीमिया को रोकता है। विशेष रूप से काले तिल आयरन का एक समृद्ध स्रोत हैं। तिल आवश्यक पोषक तत्वों से भरे होते हैं, जैसे कॉपर, फास्फोरस, विटामिन ई और जिंक। एक चौथाई कप तिल आयरन के दैनिक आवश्यकता का 30% प्रदान कर सकता है।

निष्कर्ष

आयरन एक महत्वपूर्ण मिनरल है, हमारा शरीर अपने आप आयरन का उत्पादन नहीं कर सकता है। यह सेल के विकास में एक महत्वपूर्ण भूमिका निभाता है, इसलिए, नियमित आधार पर आयरन युक्त आहार का सेवन करना महत्वपूर्ण है। शरीर में इसके अब्सॉर्प्शन को बढ़ावा देने के लिए नॉन-हीम प्लांट आयरन स्रोतो के साथ विटामिन सी युक्त भोजन खाएँ। महिलाओं को रक्त की कमी से निपटने के लिए पीरियड्स के दौरान आयरन की खपत बढ़ानी चाहिए। इसी तरह गर्भवती महिलाओं को अपने आयरन की खपत बढ़ाना चाहिए क्योंकि बच्चे को पोषक तत्व प्रदान करने के लिए शरीर में अतिरिक्त मात्रा में रक्त का उत्पादन होता है जिसके कारण एनीमिया के विकसित होने का खतरा अधिक होता है।

अध्याय 10

विटामिन बी 12 की कमी को रोकने के लिए शाकाहारियों के लिए शीर्ष 10 फूड्स

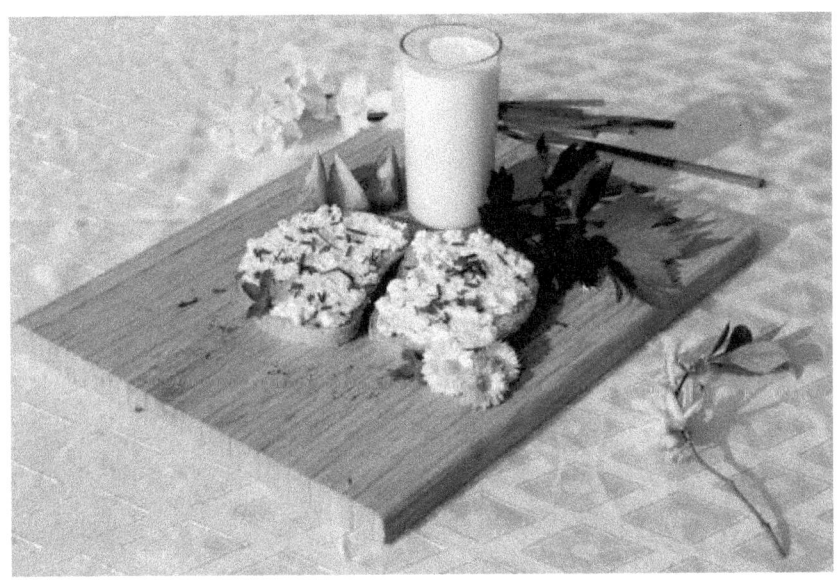

यदि आप हर समय थकान, उदासी और चिड़चिड़ापन महसूस करते हैं, यदि आप एक या दोनों कानों में रिंग जैसी आवाज सुनने का अनुभव करते हैं, या याददाश्त की परेशानी और खराब संतुलन का अनुभव करते हैं तो आपको विटामिन बी 12

की कमी भी हो सकती है, जिसे कोबालामिन डिफिशिएंसी के रूप में भी जाना जाता है। प्रोटीन युक्त भोजन ख़ासकर पशु मीट और मछली, विटामिन बी 12 के प्राथमिक स्रोत हैं। यही कारण है कि शाकाहारियों में अक्सर विटामिन बी 12 की कमी पायी जाती है।

विटामिन बी 12 क्या है और यह क्यों महत्वपूर्ण है?

विटामिन बी 12, जिसे कोबालामिन के रूप में भी जाना जाता है, एक पानी में घुलनशील विटामिन है। यह एक एसेंशियल न्यूट्रिएंट है जो नर्वस सिस्टम के सामान्य कामकाज के लिए महत्वपूर्ण है। इसके साथ यह रक्त कोशिकाओं को स्वस्थ रखता है और मानव कोशिकाओं के जेनेटिक मटेरियल - डीएनए को बनाने में मदद करता है। विटामिन बी 12 की कमी से स्वस्थ लाल रक्त कोशिकाओं की कमी हो सकती है जिसके परिणामस्वरूप एनीमिया हो सकता है। विटामिन बी 12 का एक दिन में वयस्क पुरुषों और महिलाओं के लिए डाइटरी रेफरेन्स इंटेक (DRI) 2.4 माइक्रोग्राम है। अन्य एसेंशियल न्यूट्रिएंट्स की तरह, विटामिन बी 12 भी शरीर द्वारा नहीं बनाया जा सकता है। इसी कारण से इसे भोजन से ही प्राप्त किया जाना चाहिए।

यदि आपका विटामिन बी 12 का स्तर काफी कम है, तो आपको सप्लीमेंट या विटामिन बी 12 इंजेक्शन जो भी आपके चिकित्सक सलाह दे वो लेना चाहिए। लेकिन अगर आपकी विटामिन बी 12 की कमी बॉर्डरलाइन पर है या आप भविष्य में इसकी कमी से बचना चाहते हैं तो आपको विटामिन बी 12 से भरपूर भोजन खाना शुरू कर देना चाहिए। हालांकि विटामिन बी 12 मुख्य रूप से पशु स्रोतों में पाया जाता है, लेकिन इसकी कमी को रोकने के लिए कुछ शाकाहारी विकल्प भी मौजूद हैं।

शाकाहारियों के लिए शीर्ष 10 विटामिन बी 12 में समृद्ध खाद्य पदार्थों को नीचे सूचीबद्ध किया गया है:

1. दही

अपने आहार में अधिक विटामिन बी12 प्राप्त करने के लिए नियमित रूप से दही खाना एक शानदार तरीका है। दही से करीब 50%-75% विटामिन बी 12 की

आपूर्ति हो सकती है। दही फोलेट और विटामिन बी 6 का भी अच्छा स्रोत है। वजन बढ़ने से बचने के लिए सादे, लौ फैट और अनफ्लेवर्ड दही खाएँ।

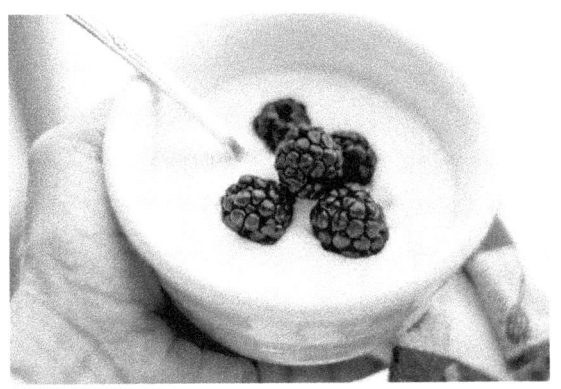

2. गाय का दूध

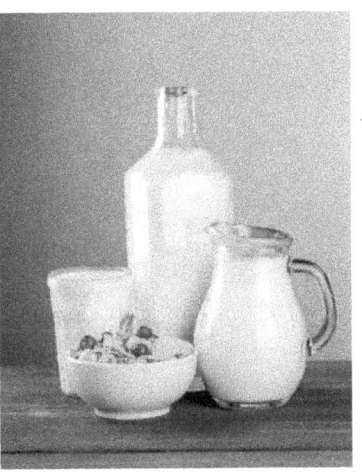

दूध विटामिन बी 12 का एक बढ़िया खाद्य स्रोत है और पर्याप्त मात्रा में इसका सेवन विटामिन बी 12 की कमी को रोकने में मदद कर सकता है। 250 मिलीलीटर के प्रतिदिन 2 कप दूध पीने से आपको पुरे दिन के लिए जरुरी विटामिन बी 12 मिल जाता है। दूध कैल्शियम, प्रोटीन, पोटेशियम और फास्फोरस जैसे अन्य पोषक तत्वों से भरा हुआ है। इसे नाश्ते में सेरिअल के साथ लेने से आपको अधिक विटामिन बी 12 मिलता है।

3. चीज़

चीज़ विटामिन बी 12 का एक उत्कृष्ट स्रोत है। कुछ प्रकार के चीज़ जैसे स्विस चीज़, मोज़रेला चीज़ और पनीर विटामिन बी 12 में उच्च होते हैं। प्रोसेस्ड चीज़ से परहेज़ करें क्योंकि इसमें विटामिन बी 12 की मात्रा बहुत कम होती है। चीज़ का एक स्लाइस आपको विटामिन बी 12 के रेकमेन्डेड दैनिक सेवन का 22% से 36%

प्रदान करने के लिए पर्याप्त है, लेकिन आपके विटामिन बी 12 की आवश्यकता को पूरा करने के लिए पूरी तरह से चीज़ पर निर्भर रहना सही नहीं है क्योंकि चीज़ की ज्यादा खपत आपको मोटा कर सकती है।

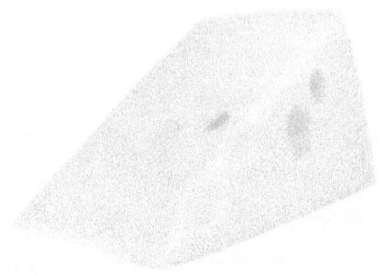

4. सोया मिल्क

वैसे तो सोया मिल्क में प्राकृतिक रूप से विटामिन बी 12 नहीं होता है, लेकिन इसे विटामिन बी 12 से फोर्टीफाइड किया जाता है। फोर्टीफाइड फूड्स का मतलब है कि इनमें वो न्यूट्रिएंट्स ऊपर से डाले 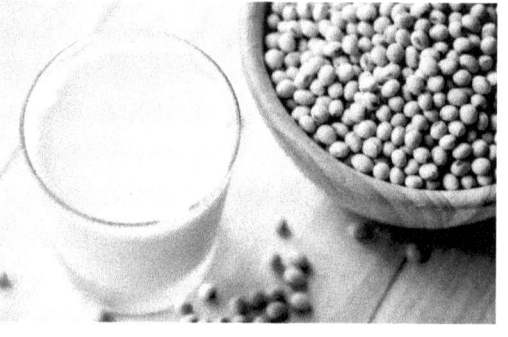 जाते हैं जो भोजन में प्राकृतिक रूप से मौजूद नहीं होते हैं। सोया मिल्क को अक्सर विटामिन बी 12 के साथ फोर्टीफाइड किया जाता है। यह सुनिश्चित करने के लिए कि सोया मिल्क विटामिन बी 12 से फोर्टिफाइड है या नहीं, खरीदने से पहले सोया मिल्क के लेबल की जांच कर लें।

फ्लेवर्ड सोया मिल्क के स्थान पर अनस्वीटन्ड सोया मिल्क का चयन करें क्योंकि वे अधिक प्राकृतिक होते है और चूँकि ये चीनी से मुक्त होते हैं इसलिए इनमे कैलोरी शून्य के बराबर होती है।आप एक कप फोर्टिफाइड सोया मिल्क से विटामिन बी12 (2.4 माइक्रोग्राम) की दैनिक रेकमेन्डेड मात्रा प्राप्त कर सकते हैं।

5. टेम्पेह

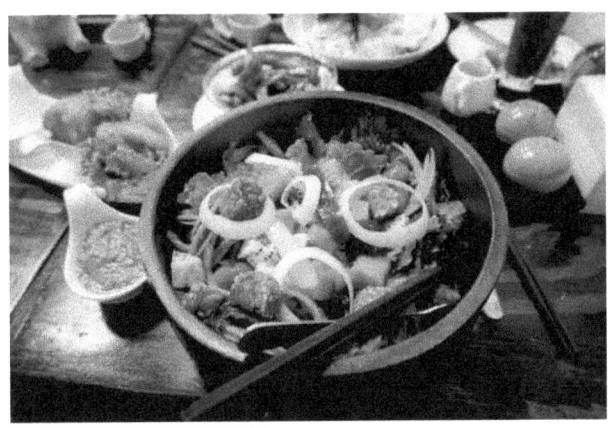

टेम्पेह प्राकृतिक कलचरिंग और नियंत्रित फर्मेंटेशन प्रक्रिया द्वारा बनाया जाता है जो सोयाबीन को केक के रूप में बांधता है। टेम्पेह उत्पादन के दौरान बैक्टीरियल कंटामिनेशन इसमें विटामिन बी 12 की वृद्धि में योगदान करता है। टेम्पेह में मौजूद विटामिन बी 12 की मात्रा दूध उत्पादों की तुलना में काफी कम है, इसलिए आपको अपनी दैनिक रेकमेन्डेड विटामिन बी 12 की आवश्यकता को पूरा करने के लिए पूरी तरह से इस पर निर्भर नहीं होना चाहिए। टेम्पेह आपके पौधे पर आधारित प्रोटीन का सेवन बढ़ा सकते हैं। ये आपको भरपूर फाइबर देते हैं साथ ही इसमें कोई कोलेस्ट्रॉल या सैचुरेटेड फैट भी नहीं होता है।

6. सूखे शिताके मशरूम

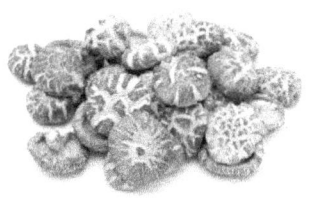

सूखे शिताके मशरूम एक प्रकार की फंगी है जिसमें बी12 काफी मात्रा में होता है। ये विटामिन बी 12 का एक उत्कृष्ट स्त्रोत नहीं हैं, लेकिन कुछ नहीं की तुलना में कुछ बेहतर है। आप अपने रैप और स्टफ़िंग में सूखे शिताके मशरूम के साथ टेम्पेह और पनीर को मिलाकर अपने समग्र विटामिन बी12 का सेवन बढ़ा सकते हैं।

7. व्हे प्रोटीन

व्हे प्रोटीन विटामिन बी 12 का एक बड़ा अच्छा स्रोत है। आप उबले हुए दूध में नींबू का रस मिलाकर पनीर बनाकर घर पर ही व्हे प्रोटीन बना सकते हैं। इस प्रक्रिया का तरल हिस्सा आपका व्हे है जो न केवल विटामिन बी 12 में भरपूर है, बल्कि शाकाहारियों के लिए प्रोटीन का एक बड़ा अच्छा स्रोत है। व्हे के पूर्ण स्वास्थ्य लाभ प्राप्त करने के लिए अपने पैनकेक बैटर में और अपने पास्ता व्यंजनों में इस व्हे का उपयोग करें।

8. सेरिअल

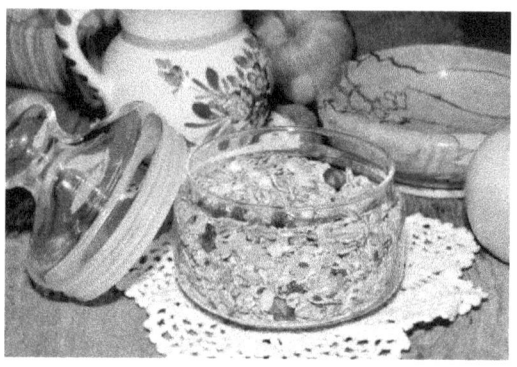

मूसली और ग्रैनोला जैसे ब्रेकफास्ट सेरिअल विटामिन बी 12 का अच्छा स्रोत है। यदि आप सेरिअल को दूध के साथ लेना पसंद नहीं करते हैं तो इन्हें ऑफिस ब्रेक के समय नाश्ते के रूप में खाएँ या देर रात में फ़ूड क्रेविंग होने पर इन्हें खाएँ। अपने आहार में अनावश्यक फैट से बचने के लिए बिना शक्कर वाले सेरिअल खाएँ।

9. वनीला आइसक्रीम

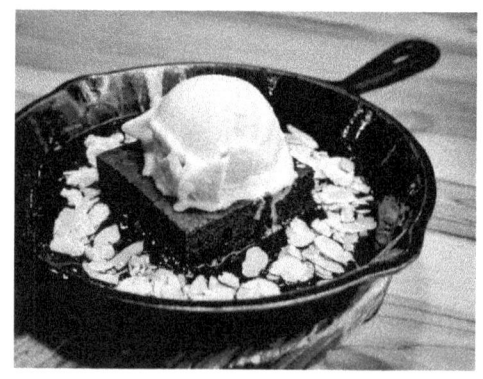

आइसक्रीम दूध से बनी होती है और विटामिन बी 12 प्राकृतिक रूप से दूध में पाया जाता है जो आइसक्रीम को विटामिन बी 12 का एक अच्छा स्रोत बनाता है। यही नहीं, आइसक्रीम में विटामिन ए, बी कॉम्प्लेक्स, सी,

डी, के और ई, कैल्शियम और प्रोटीन भी होता है। चूँकि इसमें कोलेस्ट्रॉल और सैचुरेटेड फैट काफी ज्यादा मात्रा में होता है, इसलिए समग्र स्वास्थ्य के लिए आइसक्रीम का कम सेवन करना चाहिए। वैनिला आइसक्रीम की एक कप सर्विंग में विटामिन बी 12 के रेकमेन्डेड दैनिक सेवन का 20 प्रतिशत होता है।

10. चावल का दूध

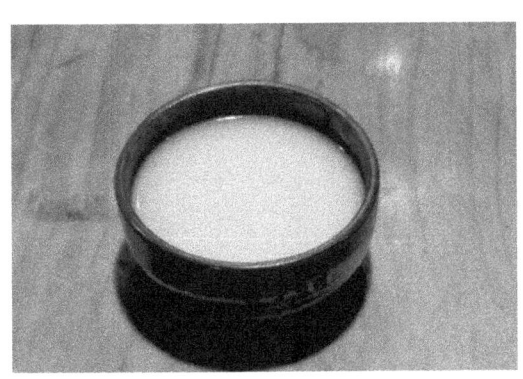

चावल का दूध विटामिन बी 12 का एक अच्छा स्रोत है। यह सैचुरेटेड फैट में शून्य और विटामिन ए, डी, कैल्शियम, मैग्नीशियम, पोटेशियम और आयरन से समृद्ध है। आप इसे अपने घर पर 2 कप पानी के साथ आधे कप पके हुए ब्राउन राइस को बारीक पीस के बना सकते हैं। इसे और स्मूथ बनाने के लिए इसे छन्नी से पास करें। ठंडा होने पर ये और स्वादिष्ट लगता है।

निष्कर्ष

शाकाहारियों में विटामिन बी 12 की कमी असामान्य नहीं है, लेकिन आपको बस आहार में थोड़ा बदलाव करने की आवश्यकता है। आपको सिर्फ अपने आहार में अधिक विटामिन बी 12 से भरपूर भोजन को शामिल करने की आवश्यकता है। कुछ सरल परिवर्तनों के साथ आपको शानदार परिणाम मिल सकते हैं। न केवल यह आपको विटामिन बी 12 की कमी से बचाएगा बल्कि यह आपको एनीमिया से भी बचाएगा और क्योंकि विटामिन बी 12 युक्त भोजन प्रोटीन से भरपूर होते हैं, इसलिए आपको स्वस्थ नर्वस सिस्टम, स्वस्थ त्वचा के साथ-साथ कई अन्य स्वास्थय लाभ भी मिलेंगे।

अध्याय 11

व्यंजन

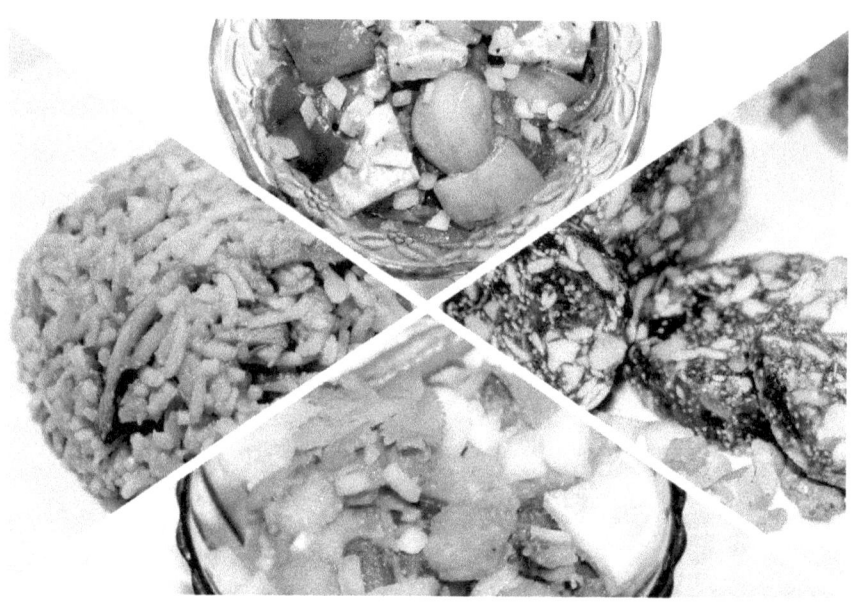

चिली टोफू

शेजवान सॉस में बीन्स

मशरूम फ्राइड पुलाव

खजूर रोल

चिली टोफू

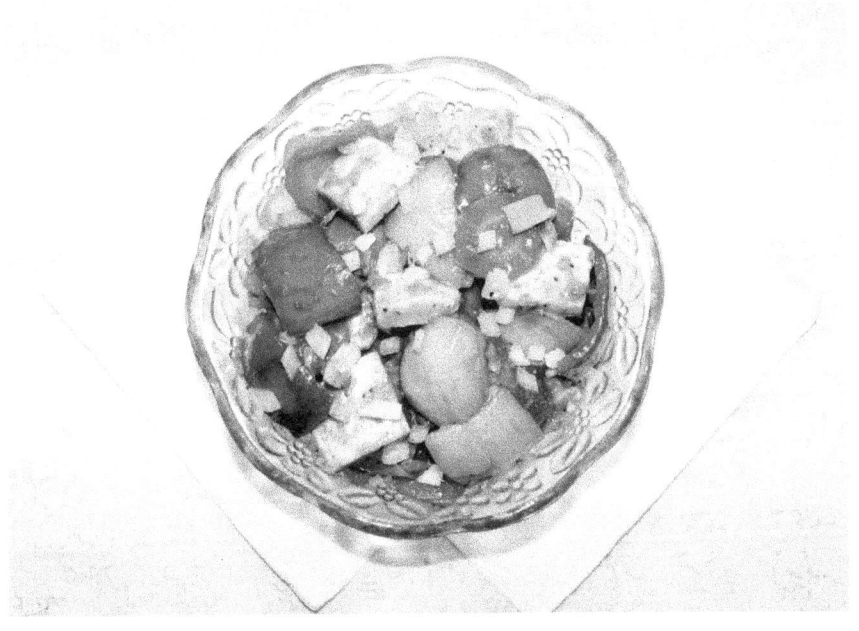

सामग्री (2 व्यक्तियों के लिए)

टोफू: 100 ग्राम	शिमला मिर्च: 100 ग्राम
गाजर: 100 ग्राम	प्याज: 100 ग्राम
कटे लहसुन: 2 बड़े चम्मच	कटा अदरक: 1 छोटा चम्मच
रेड चिली सॉस: 1 बड़ा चम्मच	सोया सॉस: 1 बड़ा चम्मच
टोमेटो सॉस: 1 बड़ा चम्मच	सफेद तिल: 1 छोटा चम्मच
काली मिर्च पाउडर: ½ छोटा चम्मच	अमचुर: 1 छोटा चम्मच
सिरका: 1 छोटा चम्मच	कॉर्नफ्लोर: 1 बड़ा चम्मच
नमक स्वादअनुसार	सरसों का तेल: 2 बड़े चम्मच
पानी: 50 मिलीलीटर + 2 बड़े चम्मच	हरा प्याज: गार्निश करने के लिए
(यदि आवश्यक हो)	

तरीका

1. टोफू को 1 इंच के क्यूब्स में काटें और इसके ऊपर थोड़ा नमक और काली मिर्च छिड़कें।

2. शिमला मिर्च, गाजर और प्याज को भी 1 इंच क्यूब्स में काट लें।

3. 50 मिलीलीटर पानी में 1 बड़ा चम्मच कॉर्नफ्लोर मिला लें।

4. एक बाउल में सोया सॉस, रेड चिली सॉस और टोमैटो सॉस मिलाएँ।

5. एक पैन में सरसों का तेल गर्म करें। तिल डालें। तिल को 1-2 मिनट तक फूटने दें। अब कटे हुए अदरक और लहसुन डालें।

6. आंच को तेज कर दें। 1-2 मिनट तक पकाएँ। शिमला मिर्च डालकर 2 से 3 मिनट तक पकाएँ और फिर गाजर डालकर 2-3 मिनट तक पकाएँ। धीरे-धीरे मिलाएँ ताकि सब्जियाँ समान रूप से पकें। अधिक न पकाएँ क्योंकि सब्जियों को पूरा नहीं गलाना है, सब्जियाँ कुरकुरी होनी चाहिए।

7. प्याज डाले। 3-4 मिनट के लिए तेज़ आंच पर पकाएँ।

8. आंच को कम करें और सॉस का मिश्रण डालें। अच्छी तरह से मिलाएँ। काली मिर्च, नमक और अमचुर या सिरका मिलाएँ। अच्छी तरह से मिलाएँ।

9. कॉर्नफ्लोर का पेस्ट डालें और आंच को तेज कर दें। एक बार जब यह उबलने लगे और सॉस गाढ़ा हो जाए तो टोफू के टुकड़े डालें। अच्छी तरह से मिलाएँ। 2 -3 मिनट के लिए पकाएँ ताकि टोफू सभी सॉस को सोख लें।

10. आंच को बंद कर दें। इसे एक बाउल में निकाले और थोड़ा अमचुर छिड़क दें। हरे प्याज से गार्निश करें और गरमा गरम चिली टोफू का आनंद लें।

नोट: जैसा कि एमएसजी (मोनोसोडियम ग्लूटामेट) एक स्वस्थ विकल्प नहीं है, यह इस रेसिपी में नहीं डाला गया है। अमचुर डालना ऑप्शनल है। हमने इस रेसिपी में सरसों के तेल और अमचुर का कॉम्बिनेशन एमएसजी के जैसे स्वाद लाने के लिए किया है। यदि आप चाहे तो सरसों के तेल की जगह किसी अन्य तेल का उपयोग कर सकते हैं।

शेजवान सॉस में बीन्स

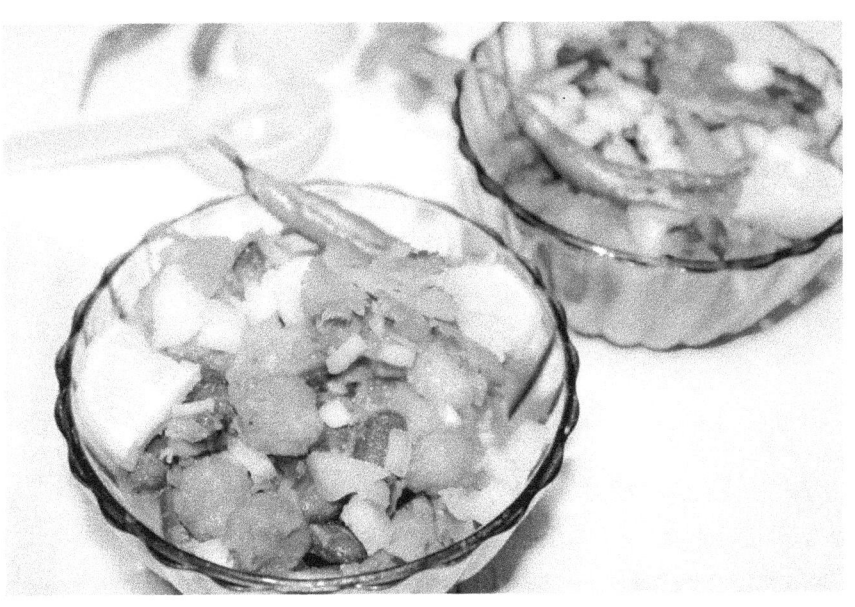

2 व्यक्तियों के लिए

सामग्री

छोले: 1½ कप (उबले हुए)	राजमा: ½ कप (उबले हुए)
आलू: 1 मध्यम (उबला हुआ)	प्याज: 1 मध्यम
जीरा: 1 चम्मच	नमक स्वादअनुसार
कटे लहसुन: 2 बड़े चम्मच	कटे अदरक: 1 बड़ा चम्मच
शेज़वान सॉस: 2 बड़े चम्मच	तेल: 1 बड़ा चम्मच
कटा प्याज: गार्निश करने के लिए	कटा नींबू: गार्निश करने के लिए
हरी मिर्च: गार्निश करने के लिए	धनिया पत्ती: गार्निश करने के लिए

तरीका

1. एक पैन में तेल गर्म करें। जीरा डालें। 2 मिनट के लिए पकाएँ।

2. लहसुन और अदरक डालें। तेज आंच पर 2 मिनट पकाएँ।

3. कटा हुआ प्याज डालें और इसे रंग बदलने तक पकाएँ।

4. छोले और राजमा डालें। 2 मिनट के लिए पकाएँ।

5. शेज़वान सॉस और नमक डालें। अच्छी तरह से मिलाएँ।

6. कटे हुए उबले आलू डालें। 2 मिनट के लिए तेज आंच पर पकाएँ।

7. अगर यह थोड़ा सूखा लग रहा हो तो 2 चम्मच पानी डालें। मध्यम आंच पर 5 मिनट के लिए पकाएँ।

8. आंच को बंद कर दें। कटे हुए प्याज, धनिया पत्ती, हरी मिर्च और नींबू से गार्निश करें।

9. शाम की चाय के साथ शेज़वान सॉस में बीन्स का आनंद लें।

मशरूम फ्राइड पुलाव

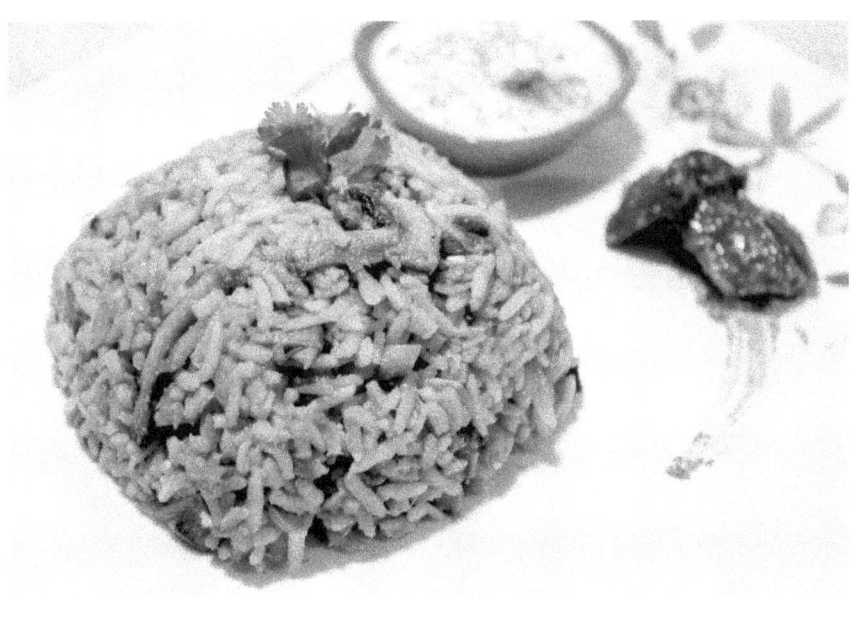

2 व्यक्तियों के लिए

सामग्री

मशरूम: 100 ग्राम

जीरा: 1 बड़ा चम्मच

काजू: 5 (टुकड़े किये हुए)

प्याज: 2 मध्यम

टमाटर: 2 मध्यम

नमक स्वादअनुसार

धनिया-जीरा पाउडर: 1 छोटा चम्मच

लाल मिर्च पाउडर स्वादअनुसार

पके हुए ब्राउन राइस: 2 कप

हींग: एक चुटकी

किशमिश: 8-10

कटे लहसुन: 2 बड़े चम्मच

दही: 2 बड़े चम्मच

हल्दी पाउडर: 1 छोटा चम्मच

गरम मसाला: 1 चम्मच

तेल: 2 बड़े चम्मच

तरीका:

1. एक पैन में तेल गर्म करें। काजू डाले और सुनहरा भूरा होने तक भूनें। काजू को तेल से निकाल लें।

2. बचे हुए तेल में हींग और जीरा डालें। एक मिनट के लिए पकाएँ।

3. लहसुन डाले और एक मिनट के लिए पकाएँ। प्याज डालें और मध्यम आंच पर लगभग 5 मिनट तक पकाएँ।

4. टमाटर और नमक डालें। नमक डालने से टमाटर जल्दी गल जाते हैं। इसे ढककर धीमी आंच पर लगभग 10-15 मिनट के लिए पकाएँ। टमाटर को पूरी तरह से गला लें और चम्मच से मैश कर दें।

5. हल्दी, धनिया-जीरा पाउडर, लाल मिर्च पाउडर और गरम मसाला डालें। अच्छी तरह से मिलाएँ, अगर यह सूखा लगे तो इसमें 2 -3 बड़े चम्मच पानी मिलाएँ। ढक दें और 5 मिनट तक या तेल छोड़ने तक पकाएँ (टमाटर के मिश्रण के किनारों पर तेल की कुछ बूंदें दिखाई देंगी)।

6. कटे हुए मशरूम डाल के मिश्रण को ढक दें, ताकि मशरूम सारे मसालें सोख ले।

7. आंच को कम करें और दही डालें। 2 मिनट के लिए मिलाएँ। पके हुए ब्राउन राइस डालें और धीरे धीरे मिलाएँ ताकि चावल टूटे नहीं। मध्यम आंच पर 5 मिनट तक पकाएँ।

8. काजू और किशमिश डालें। अच्छी तरह से मिलाएँ।

9. आंच बंद कर दें। धनिया पत्ती डाले और ढककर 10 मिनट के लिए छोड़ दें।

10. अब यह सर्व करने के लिए तैयार है। दही और अचार के साथ मशरूम फ्राइड पुलाव का आनंद लें।

नोट: जब भी ब्राउन राइस का उपयोग करें, तो कम से कम 10 मिनट के लिए पकवान को ढके हुए छोड़ दें। सफेद चावल की तुलना में ब्राउन राइस धीरे धीरे फ्लेवर्स को सोखता है। ढंकने से ब्राउन राइस में स्वाद बढ़ जाता है।

खजूर रोल

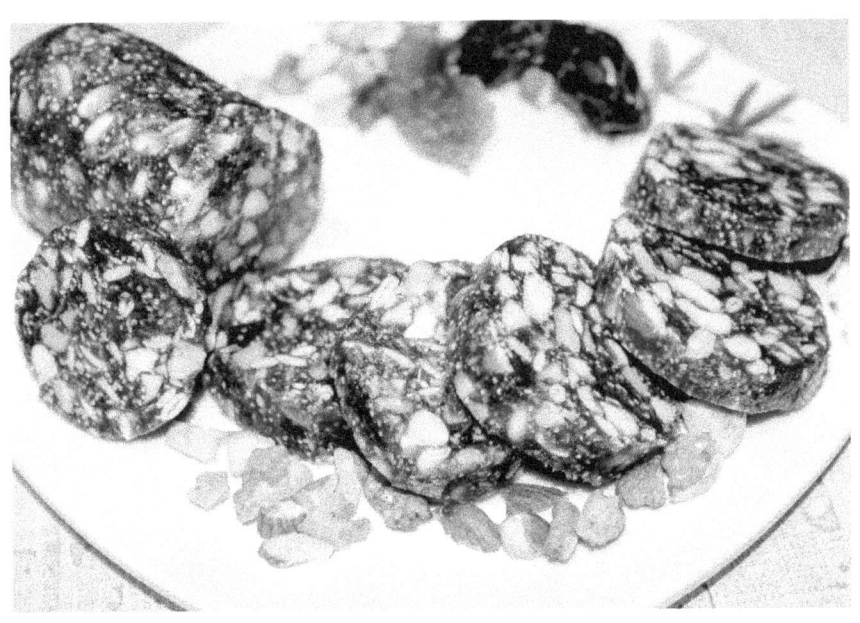

20 रोल के लिए

सामग्री

खजूर (बिना बीज के): 1½ कप

बादाम: ¼ कप

अखरोट: ¼ कप

सफेद तिल: 1 बड़ा चम्मच

कद्दू के बीज: 1 बड़ा चम्मच

घी: 1½ बड़ा चम्मच

अंजीर: ½ कप

काजू: ¼ कप

पिस्ता: ¼ कप

खरबूजे के बीज: 1 बड़ा चम्मच

खसखस: 1 चम्मच

तरीका:

1. बादाम, काजू, अखरोट और पिस्ता को बारीक काट लें।

2. खजूर और अंजीर को बिना पानी का उपयोग किए पीस लें।

3. तिल, खरबूजे के बीज, कद्दू के बीज, और खसखस को 3-5 मिनट के लिए बिना तेल के ड्राई रोस्ट कर लें।

4. एक गहरे पैन में 1 छोटा चम्मच घी लें। बादाम, काजू, अखरोट और पिस्ता डालें और धीमी आंच में तब तक भूने जब तक कि वे थोड़े भूरे रंग के न हो जाएँ और खुशबूदार खुशबू छोड़ना शुरू कर दें।

5. अब सारे ड्राई फ्रूट्स को घी से निकाल लें। उसी पैन में 1 बड़ा चम्मच घी डालें।

6. खजूर और अंजीर का मिश्रण डालें। अच्छी तरह से मिलाएँ। ढक्कन से ढक दें और इसे लगभग 2 मिनट तक नरम होने दें।

7. ढक्कन को हटा दें और लगभग 5-7 मिनट तक पकाएँ। इसमें मेवे और बीज डालें। अच्छी तरह से मिलाएँ और एक चम्मच से दबाकर मिश्रण को एक साथ बांधें।

8. आंच को बंद कर दें। इसे 2 मिनट के लिए ठंडा होने दें। मिश्रण को एक प्लेट पर निकाल लें। अपनी हथेली को घी से चिकना करें ताकि मिश्रण आपकी हथेली में न चिपके। अब मिश्रण को एक सिलेंडर आकार दें। इस रोल को एक क्लिंग फिल्म में लपेटें। 1 घंटे के लिए रोल को रेफ्रिजरेट करें।

9. फ्रिज से रोल को बाहर निकालें। क्लिंग फिल्म को हटा दें। एक चाकू को चिकना करें और रोल को छोटे टुकड़ों में काट लें।

10. खजूर रोल को आप साफ और सूखे स्थान पर 2 सप्ताह तक के लिए स्टोर कर सकते हैं।

लेखिका के बारे में

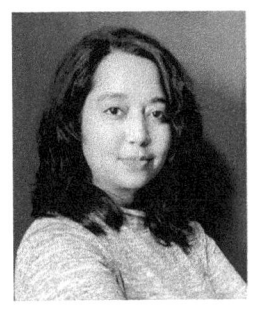

ला फॉनसिएर पुस्तक श्रृंखला **ईट सो व्हॉट!, ईट टू प्रिवेंट एंड कंट्रोल डिसीज़** और **सीक्रेट ऑफ़ हेल्दी हेयर** की लेखिका हैं। उन्होंने फार्मास्युटिकल टेक्नोलॉजी में विशेषज्ञता के साथ फार्मेसी में मास्टर डिग्री हासिल की है। उन्होंने रिसर्च एंड डेवलपमेंट डिपार्टमेंट में रिसर्च साइंटिस्ट के रूप में काम किया है। वह एक पंजीकृत फार्मासिस्ट है। वह एक स्वास्थ्य ब्लॉगर और एक हिप-हॉप डांस आर्टिस्ट हैं। एक शोध वैज्ञानिक होने के नाते, वह मानती हैं कि पौष्टिक शाकाहारी भोजन और स्वस्थ जीवन शैली के साथ अधिकांश बीमारियों को रोका जा सकता है।

ला फॉनसिएर द्वारा नोट

इस पुस्तक को पढ़ने के लिए धन्यवाद। मुझे अपने जैसे किसी स्वास्थ्य-सचेत व्यक्ति से मिलकर खुशी होती है। लैक्टो वेजिटेरियन होने के नाते, मैं हमेशा स्वस्थ शाकाहारी खाद्य विकल्पों को अपने आहार में शामिल करने की तलाश में रहती हूँ। यह पुस्तक मेरे पोषण गाइड श्रृंखला **"ईट सो व्हॉट! स्वस्थ रहने के स्मार्ट तरीके"** का विस्तार है, जिसमें मैक्रोन्यूट्रिएंट्स महत्व और उनके स्रोत पर अधिक ध्यान दिया गया है, और यह भी बताया गया है कि कैसे शाकाहारी भोजन एक रोग मुक्त स्वस्थ जीवन का समाधान है। **ईट सो व्हॉट! स्वस्थ रहने के स्मार्ट तरीके** पेपरबैक के साथ-साथ ईबुक संस्करण में भी उपलब्ध हैं।

डायबिटीज़ , हाई ब्लड प्रेशर और आर्थराइटिस को प्राकृतिक तरीके से रोकने और नियंत्रित करने के लिए पढ़ें " **बीमारी से बचने और इन्हें नियंत्रित करने के लिए खाएँ**।"

अगर आपने अपने बालों के लिए विभिन्न हेयर ट्रीटमेंट लेने से लेकर इंटरनेट पर ट्रेंडिंग हर हेयर मास्क लगाने तक की सभी कोशिशें कर चुके हैं और फिर भी सोच रहे हैं कि आपके बाल अभी भी स्वस्थ क्यों नहीं हैं? अगर आप अपने बालों की समस्याओं का स्थायी समाधान ढूंढ रहे हैं, तो **स्वस्थ बालों का राज़** पुस्तक आपके लिए है।

ये पुस्तकें पेपरबैक के साथ-साथ सभी प्रमुख ऑनलाइन बुक स्टोर में ईबुक संस्करण में भी उपलब्ध हैं।

मुझे आशा है कि आपको मेरी पुस्तक उपयोगी लगी होगी। यदि आप मेरी पुस्तक को ऑनलाइन रिव्यु करते हैं तो वास्तव में मैं इसकी सराहना करूँगी, यह मुझे और अधिक स्वास्थ्य पुस्तकें लिखने के लिए प्रोत्साहित करेगा।

ला फॉनसिएर

ला फॉनसिएर की अन्य पुस्तकें

हिंदी संस्करण:

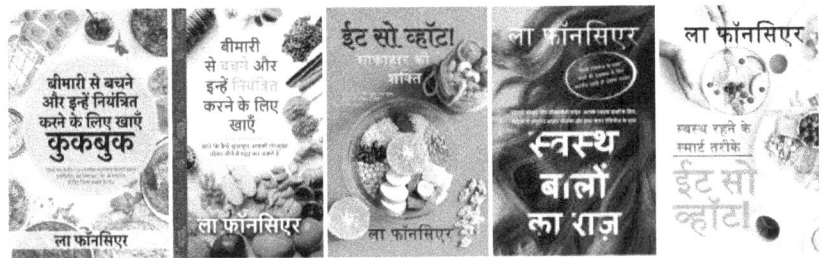

इंग्लिश संस्करण:

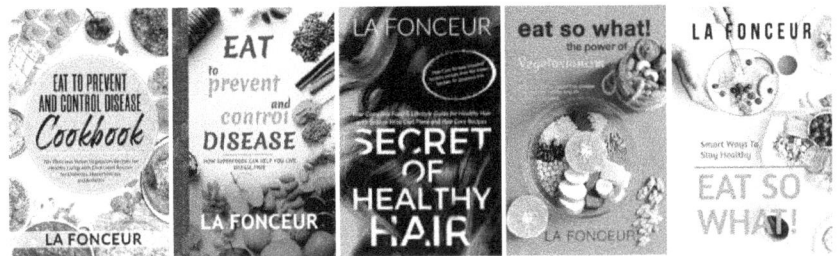

ला फॉनसिएर से जुड़ें

इंस्टाग्राम: @la_fonceur | @eatsowhat

फेसबुक: LaFonceur | eatsowhatblog

ट्विटर: @la_fonceur

ला फॉनसिएर की पुस्तकों पर विशेष ऑफ़र प्राप्त करने के लिए यहाँ साइन अप करें:

ब्लॉग: www.eatsowhat.com/signup

वेबसाइट: www.lafonceur.com/sign-up

www.ingramcontent.com/pod-product-compliance
Lightning Source LLC
Chambersburg PA
CBHW042006200526
45172CB00029B/1279
* 9 7 8 1 6 3 8 5 0 0 2 8 5 *